# 海外館藏中醫古籍珍善本輯存（第一編）

第四十八册

劉金柱　羅　彬　主編

一本堂行餘醫言（二）



廣陵書社

臨證綜合類（婦科、兒科）

# 一本堂行餘醫言（二）

卷四—六

〔日〕香川修德 著 五條橋通堺町（京都）丁子屋定七 天明八年刻本

# 一本堂行餘醫言（二）卷四—六

〔日〕香川修德 著 [illegible] 日本天明八年刻本

臨證綜合類（婦科 兒科）

# 一本堂行餘醫言卷之四

平安　香川修德太沖父　著

## 蟲

夫蟲之生也未有不皆因湮鬱幽滯而蒸熱也蓋人之元氣健運強行無少鬱滯則蒸熱何因而生蒸熱不生則元氣清爽平快固無病患而今也元氣纔少湮鬱幽滯則蒸熱乃生蒸熱已生則諸患隨起蟲亦生焉但蟲者熱之微亦不生熱之甚亦不生其熱之蒸蒸而鬱而不通暢則元

氣壅遏蟲於爲生生則不堪在內而必出在胃則吐出在腸則下出少者一二條多者十餘條甚者至數十條有頻生而頻出者有數日而生而出者有日日生而日日出者其證多端不可窮盡間有內生而不外出者如此者其害匪輕凡稱蟲者唯蛕蟲最居多其生也必直出如小兒每然蓋小兒元氣猶未十分強壯故飽食則元氣專奔命於胃中而腸間元氣微怠慢而鬱滯已鬱滯而蒸熱則蟲乃直生而下出矣若水穀速入腸中腸中充滿則元氣專奔

命於腸間而胃中之氣微怠慢而鬱滯已鬱滯而蒸熱則蟲乃隨生而吐出矣腸胃上下蟲之生出其化機俱同此止蟲之生出而其後無何患害以元氣尋乃健運也如乳食兒亦然雖大人亦不異唯大人則元氣剛強固無緣生蟲苟有少鬱滯之人蟲必生出止是一生出而不再出者乃是一旦之事而非有病害若頻生頻出者由腸胃鬱熱化蟲成熟路也上出則爲吐蛕下出則爲下蛕如此者不早治則他證隨起不可不施治也若內生而不外出者患

狀不一此以元氣怠慢太甚不得發越而驅出也如此者或腹痛如刺如撞或胸痛脇痛或乾嘔或吐食吐痰或惡心嘈雜或吐酸水或噫醋氣或頻乾噫或目眩頭重或腹鳴雷沸或背痛腰重或腿股重痛或泄或秘或放屁惡臭或腹脹似鼓脹狀或小腹寃熱或兩肜脹悶或背微惡寒或蒸蒸微熱或口涌清水或頻吐蚘或鼻聞異臭或惡粳飯喫他物或偏嗜一物或喫生米茶葉浮炭壁土或喫燒土（俗所謂土疥呼為蠆窩刺繳者）或喫手爪甲種種證候不可盡述又有

奇怪不可名狀尋常至希所不見聞之疾多是蟲證且此證與癇相爲影響故世醫呼小兒疾多爲蟲證者君非癥則必是癇而蟲亦閒有之其證或蒸蒸微熱有癥有蟲有癇或多食多飲或癇或蟲或性急多怒多癇或軀啼號哭多癇或食後懶倦長坐不立或癥或蟲或目眶赤爛鼻下赤爛涎流頤赤爛多蟲或腹脹體瘦有癥有蟲有癇後必成疳等是也若槩謂之蟲證者非也須審察詳辨施設救療之方法愼勿誤矣俗稱蟲出者猶云蟲生所爲也非謂吐下出也乃上所謂癥癇蟲三證相似

非必皆是蟲之所爲也。宜謹診候。細別治術。○素論蟲甚疎。不足據取。

靈樞云。肘後麤以下三四寸熱者。腸中有蟲。論疾診尺篇

又云。脾脉微滑爲蟲毒蛕蝎腹熱。邪氣藏府病形篇

又云。腸中有蟲瘕及蛟蛕。皆不可取以小鍼。心腸痛憹作痛腫聚。往來上下行。痛有休止。腹熱喜渴涎出者。是蛟蛕也。以手聚按而堅持之。無令得移。以大鍼刺之。久持之。蟲不動。乃出鍼也。厥病篇

又云中熱則胃中消穀消穀則蟲上下作腸胃充郭故胃緩胃緩則氣逆故唾出（五癃津液別篇）

又云人之涎下者何氣使然曰飲食者皆入於胃胃中有熱則蟲動蟲動則胃緩胃緩則廉泉開故涎下（口問篇）

又云氣為上膈者食飲入而還出余已知之矣蟲為下膈下膈者食晬時乃出余未得其意願卒聞之曰喜怒不適食飲不節寒溫不時則寒汁流於腸中流於腸中則蟲寒蟲寒則積聚守於下管則腸胃充郭衛氣不營

邪氣居之、入食則蟲上、食蟲上食、則下管虛、下管虛則邪氣勝之、積聚已留、留則癰成、癰成則下管約、其癰在管內者、即而痛深、其癰在外者、則癰外而痛浮、癰上皮熱、上膈篇、

素問云、胃欬之狀、欬而嘔、嘔甚則長蟲出、欬論、

又云、短蟲多、則夢聚衆、長蟲多、則夢相擊毀傷、脉要精微論、

又云、歲木不及、蟲食甘黃、脾土受邪、氣交變大論、

又云、歲土不及、復則蟲食甘黃、氣客於脾、同上、

張機始說吐蚘蚘厥

傷寒論云厥陰之爲病消渴氣上撞心心中疼熱饑而不欲食食則吐蚘下之利不止○又云傷寒脉微而厥至七八日膚冷其人躁無暫安時者此爲藏厥非爲蚘厥也蚘厥者其人當吐蚘令病者靜而復時煩此爲藏寒蚘上入膈故煩須臾復止得食而嘔又煩者蚘聞食臭出其人當自吐蚘蚘厥者烏梅圓主之○又云病人有寒復發汗胃中冷必吐蚘

名醫別錄〇見四五條〇

名醫別錄乾漆（去蚘蟲）、藋菌（同上）、莧實（殺蚘蟲）、楝根（蚘蟲）、酸榴東行根等條（同上）〇甲乙經千金方外臺秘要所引崔氏方皆同又外臺秘要所引肘後方集驗方廣濟方必效方千金方有作蛔者

病源候論已下皆同〇

病源候論云蚘蟲者是九蟲內之一蟲也長一尺亦有長五六寸或因府藏虛弱而動或因食甘肥而動其發

動則腹中痛發作腫聚去來上下痛有休息亦攻心痛口喜吐涎及吐清水貫傷心者則殺人診其脉腹中痛其脉法當沈弱弦今反脉洪而大則是蚘蟲也○千金方云小小有蚘蟲結在腹中數發腹痛微下白汁吐悶寒熱飲食不生肌皮肉痿黄四肢不相勝舉

按古專稱三蟲

神農本艸二十餘條白青理石長石粉錫天門冬薏苡仁根蘼蕪鳶尾青葙子貫衆萹蓄蚤休蕪荑呉茱萸根豬椒厚朴雷丸楝實桐皮梓白皮白僵蠶蜈蚣白頸蚯蚓麝香等或曰去或曰下或曰殺

或曰、名醫別錄數條、通州、石長生、蕪荑、合香、檳
除榔、桃花、榧實等是也、
病源候論云、三蟲者、長蟲、赤蟲、蟯蟲也、爲三蟲、猶是九
蟲之數也、長蟲、蚘蟲也、長一尺、動則吐清水、出則心痛、
貫心則死、赤蟲狀如生肉、動則腸鳴、蟯蟲至細微、形如
菜蟲也、居胴腸間、多則爲痔、極則爲癩、因人瘡處以生
諸癰疽癬瘻瘑疥齲、蟲無所不爲、此既是九蟲內之三
者、而今別立名、當以其三種偏發動成病、故謂之三蟲
也、○按外臺秘要引肘後方云、三蟲者、謂長蟲、赤蟲、

蟲也乃有九種而蟯蟲及寸白人多病之寸白從食牛肉飲白酒所成相連一尺則殺人服藥下之須結裹潰然出盡乃佳若斷者相生未已更互速除之蟯蟲多是小兒患之大人亦有其病令人心痛清朝口吐汁煩燥則是也范汪備急亦稱三虫○余謂蟲之至長莫過於寸白蟲故長蟲應是寸白蟲也蚘蟲固淡紅色雖謂之赤蟲而無不可也觀肘後解三蟲其下云蟯蟲及寸白人多病之則赤蟲固不當謂之寸白乃其爲以寸白當長蟲必明

矣。

名醫別錄。始言五蟲。而無名曰。千金外臺說五藏蟲充之。

名醫別錄蜂子條云。大人小兒腹中五蟲從口吐出者。

外臺祕要立五藏蟲門。引刪繁療脾勞有白蟲長一寸。

在脾爲病。令人好嘔。而胷中駭駭一作玄玄嘔而不吐出。又

療肺勞熱損生肺蟲。形如蠶。在肺爲病。令人欬逆氣喘。

或謂憂恚氣隔寒熱。皆從勞之所生。名曰膏肓。無心肝腎三證。

千金方云。肝勞生長蟲在肝爲病。恐畏不安。眼中心煩

熱傷心有長蟲名曰蠱蟲長一尺貫心爲病脾勞熱有白蟲在脾中爲病令人好嘔肺勞熱生蟲在肺爲病腎勞熱四肢腫急嬈蟲狀如菜蟲在腎中爲病

千金謂勞則生熱熱則生蟲心蟲曰蛔脾蟲寸白腎蟲如寸截絲縷肝蟲如爛杏肺蟲如蠶五蟲皆能殺人惟肺蟲爲急肺蟲居肺葉之内蝕人肺系故成瘵疾咯血聲嘶藥所不到治之爲難有人說道藏中載諸蟲頭皆向下行唯自初一至初五以前頭上行故用藥者多取

月朏以前蓋謂此也

九蟲之稱肇於巢元方而後世論蟲證者皆遵用而不違遂馴致如張從政蟲論之煩鑿葛可厭勞蟲之怪妄總由不知要約漫迷多端而然也今畧舉而辨駁焉

病源候論云九蟲者一曰伏蟲長四分二曰蚘蟲長一尺三曰白蟲長一寸四曰肉蟲狀如爛杏五曰肺蟲狀如蠶六曰胃蟲狀如蝦蟇七曰弱蟲狀如瓜瓣八曰赤蟲狀如生肉九曰蟯蟲至細微形如菜蟲伏蟲群蟲之

主也蚘蟲貫心則殺人白蟲相生子孫轉大長至四五尺亦能殺人肉蟲令人煩滿肺蟲令人欬嗽胃蟲令人嘔逆吐喜噦弱蟲又名膈蟲令人多唾赤蟲令人腸鳴蟯蟲居胴腸多則爲痔極則爲癩因人瘡處以生諸癰疽癬瘻瘑疥齲蟲無所不爲人亦不必盡有有亦不必盡多或偏有或偏無者此諸蟲依腸胃之閒若府藏氣實則不爲害若虛則能侵蝕隨其蟲之動而能變成諸患也○外臺秘要所引集驗方以下皆同

千金方云論曰人腹中有尸蟲此物與人俱生而為人大害尸蟲之形狀似大馬尾或如薄筋依脾而居乃有頭尾皆長三寸又有九蟲此以下與病源候論同但偏無下云類婦人常多其蟲凶惡人之極患也

仁齋直指云經云人身中有八萬尸蟲若無即人身不成不立尸蟲與人俱生狀如馬尾或如薄筋出則在脾入則五臟之俞居之然人亦不必盡有有亦不必盡多也古方論臟腑九蟲多寡有無固未可必亦當備識其

名目、同上、九蟲、蚘蟲、俗謂之食蟲、其他皆由臟腑不實脾胃
俱虛雜食生冷甘肥油膩鹹藏等物節宜不時腐敗停
滯所以發動蟲之爲候嘔惡吐涎口出清沫痛有去來
乍作乍止外此又有兒童疳蟲昏睡煩燥鼻爛汁臭齒
齦生瘡下利黑血支集疳論附之其傷寒濕䘌證候蝕
食下部爲狐下唇有瘡蟲食其臟爲惑上唇有瘡活人
總括言之詳矣○古今醫統云經云人身中有八萬尸
蟲若無即人身不成不立此尸蟲與人俱生而生者蓋

尸蟲，即食蟲是也。凡人飲食五味具焉，濕熱化焉，此蟲即與飲食之糟粕轉化而有生，故人身中之所必有也。而亦不可絕無也。經曰：八萬亦過矣。○八萬尸蟲說，始見病源候論，其稱經者，不知何書，疑是佛書，其妄誕固不須辨，故徐春甫既云過矣，可以見耳。

儒門事親云：巢氏之衍九蟲三蟲詳矣。然蟲之變不可勝窮，要之皆以濕熱為主，不可純歸三氣虛與食生，具巢氏之衍九蟲也，曰伏蟲、蚘蟲、白蟲、肉蟲、肺蟲、胃蟲、弱蟲、赤蟲、蟯蟲。此下與源候論同唯文字有少異同耳、三蠱者、濕蠱、心蠱、疳蠱、病源候論有此三蠱條耳、而無三蠱名、巢氏之論蟲蠱爲病之狀固詳矣、然蟲之變、此數者、天地之間、氣之所至、百蟲爭出、如厥陰所至爲毛化、其應春、其蟲毛、其畜犬、其應夏、其蟲羽、其畜馬、其應長夏、其蟲倮、其應秋、其蟲介、其畜雞、其應冬、其蟲鱗、其畜彘、此下複煩刪去、其臟肝脾、其蟲毛介、其臟心肺、其蟲羽鱗、其臟脾腎、其蟲倮毛、其臟肺肝、其蟲介羽、其臟腎心、其蟲鱗倮、地氣制己勝、天氣制勝己、天制色、地制形、色者青黃赤白黑形者毛羽倮介鱗其生也胎卵濕化其成也跂行飛走故五氣五味根于中五色五類形于外而有一歲之中互有勝復故厥陰司天毛蟲靜羽蟲育介蟲不成居泉毛蟲育倮蟲耗羽蟲不育少陰司天羽蟲靜介蟲育毛蟲不成居泉羽蟲育介蟲耗不育太陰司天倮蟲靜鱗蟲育羽蟲不成居泉倮蟲育鱗蟲不成少陽司天羽蟲靜毛蟲育倮蟲不成居泉羽蟲育介蟲耗毛蟲不育陽明司天介蟲靜羽蟲育介蟲不成居泉介蟲育毛蟲

耗、羽蟲不成、太陽司天、鱗蟲靜、倮蟲育、居泉、鱗蟲耗、倮蟲不成、如風勝則倮蟲不滋、此之類也、皆五行之相剋也、唯濕復則鱗見于陸、爲濕土相剋、水長則反增水鱗雖殊然見于陸則反當然、故不同也、已上、皆信運氣生剋之妄言立說、固不足取也、切巢氏言脾胃虛而爲水濕所乘者非也、乃脾胃大甚熱爲水濕多也、以玄珠考之、蟲得木之氣乃生、得雨之氣乃化、以如非厥陰風木之氣不生、非太陰濕土之氣不成、豈非風木主熱雨澤主濕所致耶、玄珠密語全是運氣

衍館醫書　卷之四

之邪說何可信乎以此爲引證而是同類相黨耳且風木固非熱夫不必生于少陰少陽之熱而生于風木者抑何耶竟不免強誣耳故五行之中皆有蟲惟金之中其蟲寡冰之中無蟲且諸木有蠹諸果有螟諸菜有蟲諸蔌有蚄五穀有螟螣蟊蠈麥朽蛾飜粟破蟲出草腐而螢蚊糞積而蝣蠐若此者皆木之蟲也烈火之中有鼠爛灰之中有蠅若此者皆火之蟲也土中盤蛇坯中走蚓穴蟻墻蝎田螻崖蝪若此者皆土之蟲也科蚪孕於古池蛭馬躍於荒湫魚滿江湖蛟龍藏海若此者皆水中之蟲也

昔有冶者碎一破釜將入火爐其鐵斷處窠臼中有一蟲如米中蟲其色正赤此釜烹飪不啻千萬不知何以生了不可曉亦金火之氣也惟冰之中未嘗見蟲爲北方雖有冰鼠止是食冰非生于冰也乃知木火屬春夏濕土屬季夏水從土化故多蟲金從秋氣冰從冬氣故無蟲爲此欲強成濕熱生蟲水寒不生蟲之說牽強費辨妄作過鑿以不可奈何水中多生魚鱉故言水從土化而舉冰從冬氣偏僻邪詖未有誣甚於此者矣若以生物有被麴有麴蟲醬有醬蟲醯有醯蟲飲食停久皆有蟲若以爲動物不

生蟲如戶樞不蠹之類然動勞之人亦有蟲豈有不動
者耶且文籍衣服故不閱不衣而不蠹然非經年夏陰
注或暴乾不待冷納于笥中亦不生蟲蠹也或瓮傍地
濕鼠婦來朋墻下壤乾狗蚤居中豈均生于濕耶蓋蚤
雖不生于濕亦有生于冬熱則蟲生寒則不生理故然
也夫蟲之所居必于脾胃溪處藥之所過在于中流蟲
聞藥氣而避之群者安得取之子之法先令饑甚次以
檳榔雷丸爲引子別下蟲藥大下十數行可以攝而空

㶏上張子政用此法下蟲數百相啣長丈餘若夫瘡久而蟲蛆者以木香檳榔散傅之神良別有墜蛆之藥皆其方中此不具陳也

瑯邪代醉編云世間萬物無不生蟲艸木土之中生蟲至多固其常也至於火中生蟲則火鼠也極南方有之其毛以爲火浣布而火南雞亦食火陰山以北積雪歷世不消其中生蛆其大如瓠北人謂之雪蛆味極甘美張子和著儒門事親書云其民家一鐵鍋底上起一鐵

泡鎚破有一紅蟲其走如飛其觜至硬是金鐵中亦有蟲也鮮于伯機述北方古寺中鐵鍋聲如牛吼破出紅蟲凡數百枚尤異冊陽人採碑於積石之下得自然圓石如拳破之有一蟲出於中似蠐螬狀蠕蠕能動人不能熟識因棄之後有人語之曰人欲求富貴莫如得石中金蠶畜之則寶貨自至詢其狀則石中蠐螬也五色線

○此謂雪中生蛆即是冰中之蟲也欲破張從政之偏迷故併書焉

醫說云蚘蟲九蟲之數人腹中皆有之小兒失乳而哺早或食甜過多胃虛蟲動令人腹痛惡心口吐清水腹上有青筋火煨使君子與食以殼煎湯送下甚妙然世人多於臨臥服之又無日分多不驗唯是於月初四五間五更服之至日午前蟲盡下可以和胃溫平藥一兩日調理之不可多也凡蟲在人腹中月上旬頭向上中旬橫之下旬頭向下故中下旬用藥即不入蟲口所以不驗也牛馬之生子上旬生者行在母前中旬生者並

行餘醫言　卷之四　一本堂藏書

肩而行下句生者後隨之猫之食鼠亦然上句食上段中句中段下句下段自然之理物皆由之而莫知之醫餘證治準繩景岳全書並擧之○余家久畜猫每觀其食鼠未嘗見一回如是矣必定食頭而次及下吁亦妄哉

俞弁續醫說引本事方其後云又姚寬西溪叢話云五臟蟲皆上行唯有肺蟲下行最難治用獺爪為末調藥於初四初六日治之此日肺蟲上行也二說小異姑兩存之以備參考

赤水玄珠云予在吳下時有同志友吳生諱震號心宇

靈樞已云蠱非始于許學士本事方者踈陋何爲如是

者博雅君子也每與予討論多善予一日偶談及鼓脹乃詰予曰鼓有蠱否乎予卒不敢應俛思久之對曰或有之當以疑辭對者蓋以目未見而書無考也按許學士本事方云腳腹四肢悉腫者爲水但只腹脹而四支不甚腫者爲蠱註謂蠱即鼓脹也由是參之古人曾以蠱鼓同名矣且蠱以三虫爲首豈無旨哉愚謂鼓脹即今云氣虛中滿是也以其外堅中空腹皮繃急有似于鼓故以鼓脹名也彼蠱證者中實有物積聚已久濕熱

生蠱理或有之吳生曰子質何其敏也予堂嫂病鼓三
載腹大如箕時或脹痛四肢瘦削三吳名劑歷嘗不瘳
吳俗巫者多用火焚燒至腹忽響聲如炮人皆駭然乃
見蠱從腹中炮出高二三丈許燒所之天爲昏俄而墜
地細視之皆蛔也不下千萬數大者長尺餘蠱腹中復
生小蠱多者十五六條或十數條或五六條蠱在人腹
中蕃息如此曷不令人脹哉區區藥劑豈易瘳哉顧蠱
以多蟲爲首于義始見許之以蠱名鼓者皆可徵矣惜

乎諸書未有言及子既爲後人立言幸繹數方以備後
之治蠱疾者知有此蠱字義也予聞之恍然如夢始覺
然猶未親見其異也歲萬曆癸巳赴督漕理刑吴比部
之召而至淮陰有王鄉官者其子年十六新娶後腹脹
大按之有塊形如稍瓜四支瘦削發熱晝夜不退已年
半矣族醫惟以退熱消脹之劑投之其脹愈大其熱愈
熾甚且喉中兩耳俱瘡余診視之脉滑數望其唇則紅
其腹即疼又多嗜肥甘余思諸凡腹疼者唇色淡不嗜

飲食今若此得非蟲乎投以阿魏積塊丸服之果下蟲數十大者二一紅一黑長尺餘蟲身紅線自首貫尾蟲腹中有蟲大者數條小者亦三四條蟲下則熱漸減脹漸消三下而愈此余所親治者益信前聞之不虛也

古今醫統云治蟲之方固多而用之者不知其法則亦不能下蟲而徒瀉其虛也如丹溪云蟲頭向下之時必須俟其向上法當行於月半之前也若蟲得食則不食藥亦不能下蟲而徒瀉其虛也故雖有方不知其法而

方弗效也凡欲下蟲必先一日不食而使蟲飢次早五更用油煎肉嚼之良久腹内蟲聞肉香頭皆向上而欲食方以雞彈煎餅和藥嚼而食之須臾服葱湯或白水少少以助藥力下行不踰時而蟲俱下甚至數升然後以白粥補之隨服補劑調理胃氣斯充而諸疾悉愈

又云飲食之入於胃也非濕與熱則不能腐化化則蟲之隨以有其形而與糟粕俱出於大腸者也醫家五月令日腐草化爲螢斯時也濕熱俱盛故腐即化人之飲

食可以類推今夫飲食濕熱腐化而爲蟲此固理之可有而不可多也惟其不節恣食厚味生冷則邪氣偏盛濕熱太過是以蟲生過多則爲害故有腹痛食少嘔吐清水之病生而漸至于羸瘠而危者有矣

景岳全書云凡吐蚘者必因病而吐蚘非由蚘而致吐也故不必治其蚘而但治其所以吐則蚘自止矣有因胃火而吐蚘者以內熱之甚蚘無所容而出也但清其火火清而蚘自靜有因胃寒而吐蚘者以內寒之甚蚘

不能存而出也但温其胃胃煖而蚘自安有因胃虚無
食而吐蚘者以倉廩空虚蚘因求食而上出也此胃氣
大虚之候速至補胃温中以防根本之敗以上三者固
皆治蚘之法然蚘有死者有活者若吐死蚘則但治嘔
如前可也若活蚘上出不已則不得不有以逐之蓋蚘
性畏酸畏苦但加烏梅爲佐使則蚘自伏也若胃實火
盛者可加苦楝根或黄連亦善
論曰天地之大德謂生蓋天地唯以生生爲心而美悪良

毒非有所擇矣人亦萬物之一而其貴其靈無復比騈豈萬物之所可伍乎雖謂有天地而後有人而非人則無見知之於言之則天地之爲天地者以有人也頼人而後知言天地則是天地之所以爲天地者非有人則不可以言不可以知是故莫貴於人亦莫靈於人故其中擧一人爲首領以主天下之政以天地爲父母謂之天之子所謂大君吾父母之宗子是也天固不言故代之以言而遂成天地之性豈非貴而靈乎故凡山河草木禽獸蟲魚皆以爲

倮祿養長禮註云人爲倮蟲之長者大非也月令人何以蟲名乎夫蟲者自禽獸蟲魚以至蚑行喙息之微皆莫非是天地絪氲煦煦之造化其中有雙翼者二足者四翅者鷙鳥者馴者山林居者家畜者四足者角者牙者鱗者鬐者海產者河產者介者殼者倮者八足者百足者六足者又有鳳鸞孔雀麒麟獬豸黿鼉蛟龍又有蚍蜉蠛雞蚤蝨蚊蚋大小長短強弱剛柔飛走潛蟄游泳屈伸鳴息蠕動皆莫不成其性此乃天地陰陽元氣交感之狀情而兩間諸

蟲所生。如是其大者，皆能交接而胎生、卵生，莫不蕃息。至細微者，多是化生。而及其已生，則亦皆莫不孳尾而卵生滋多。此所以生生不息之體也。至人腹中生蟲，亦猶如此，即是元氣蒸蒸之所爲，奚有異哉。而人腹中所生，唯蚘蟲爲最多，其次寸白蟲也，蟯蟲爲少。自靈樞至張仲景，俱說蚘蟲。及神農本艸、名醫別錄，始稱三蟲，即是蚘蟲、寸白蟲、蟯蟲也。至巢元方肇說九蟲，此爲泛濫之本。而其所謂蚘蟲、白蟲、蟯蟲，即三蟲也。伏蟲亦蚘蟲之小者耳。其肺蟲、胃蟲肉蟲弱蟲赤蟲希有之事乃百年之間一二見之者何足以爲法則乎皆可刪去名目也又名醫别錄千金方外臺秘要所引刪繁方等說五藏蟲者猶是寸白蟲蚘蟲爲多及本事方既擧如爛杏如蠶等説非也如孫思邈曰人腹中有蟲尸與人俱生既是不可信也况至如楊士瀛曰身中有八萬尸蟲若無即人身不成不立則妄誕莫甚焉雖焚棄此書可也徐春甫猶且疑焉唯曰過矣惜乎不直斥其妄也如張從政壓巢氏論諸蟲也欲誇其詳反過大

行餘醫言　蟲　二十一　一本堂藏

鑿其所立論專據運氣生尅勝復配當因司天在泉擧蟲之成育不成育及牽扯玄珠密語爲考證既不知其皆邪說而煩猥特爲可厭矣況欲主張濕熱生蟲之說而謂以風木之熱而生以濕土之濕而成金之中蟲寡冰之中無蟲水從土化故多蟲甚矣哉其愚暗也夫運氣全是邪說固不足取也張也信之以爲極致乃是方技者流之陋何須辨爲假令運氣之說有之不生于少陰少陽之熱而生于風木之熱者抑何耶非亦運氣中之偏見乎草木含

固不能離土而存此雖謂從土化可也而不是之言而反謂水從土化此欲援水寒不生物之說強作誣言耳彼所謂土化者即地氣也土即地也固非四者之比乃地中蒸蒸之氣生生不息何物不生化亦是天之煦煦之氣貫徹地中無所不至離地以上皆天也其天間之氣即地中蒸蒸之氣天地交感生生不息造化之機如此之極非張等方技之眼所能知也且河海深淵不測之大水豈底傍土氣之所可勝乎水中之氣即天地之化氣生生不息者水

中之所生比諸物特爲最夥大者海鰍其最大之極長數百丈大不知幾許圍雖莊周妄言之鯤不可過也小者蝦苗鰛卵不知一塲之地幾千萬億矣有大鱗之屬細鱗之屬無鱗之屬龜鼈之屬蛤蚌貝殻之屬决明石磁之屬烏賊章擧之屬沙噀海蛇之屬琵琶鍋蓋之屬水牛水虎之屬獱獺膃肭之屬蟹之屬蝦之屬金鯽之屬銀魚之屬及黿鼉蛟龍人魚和尚變怪奇異不可名狀之物皆無不生于水之中故欲誣以此爲土化豈其理哉又謂金[illegible]

寡冰之中無蟲此不能奈何水之中多生蟲故舉冰欲成臆說捉雲捕風過鑿妄意孰甚於此耶且金中固生蟲雪裏亦生蛆雖未親見而冰中亦當有蟲天地造化何物不生蟲又不問燥濕動靜皆莫非斯理而區區以寒熱強辨竟非正論嗚呼天地化化生生煦煦蒸蒸之氣機豈亦張從政之所能知乎哉又自朱震亨以下楊士瀛張杲俞弁徐春甫或云蟲頭向上向下上行下行上半月下半月月初四五四六日分臨臥等說皆妄說也不暇一一辨為唯

張介賓稍得能知

景岳全書云治蟲之法按丹溪云上半月蟲頭向上易治下半月蟲頭向下難治先以肉汁或糖蜜引蟲頭向上然後用藥此皆法之善者然此惟緩治之法耳然蟲證甚急又安能必待其時乎且以望前望後辨蟲頭亦若渺茫無據惟先用香餌而蟲頭可引豈非望後之治亦自有法又何慮其難治也

又如孫一奎不知因蚘爲腹脹間有此證而以此爲鼓長

亦不知以蠱本與鼓同音代書充之而強就蠱字作穜矛
憶說亦可謂過鑿矣又如濕熱者古今醫家宿習之陋弊
尤痼難破其說亢長今不贅焉又如張介賓云因病吐蚘
於胃蚘致吐故不治蚘而治其所以吐則蚘自止者非也
亦觀因蚘致吐治蚘而吐止者多矣其說不亦戾乎又謂
因胃火因胃寒因胃虛及由蚘活蚘異治者亦近泛濫
無要蚘蟲究竟腸胃之鬱蒸使然耳非有他因也若夫區
區之強辨皆由不知天地人身氣化之所以然也

又有稱長蟲者或云蚘或云寸白辨別難明

神農本艸雚菌生漆去長蟲白頸蚯蚓等條並云殺長蟲○按素問云胃欬之狀欬而嘔嘔甚則長蟲出欬論又云短蟲多則夢聚衆長蟲多則夢相擊毀傷脉要精微論此長蟲已見素問又按巢元方云長蟲蚘蟲也然外臺秘要所引肘後方文似直以長蟲爲寸白未決孰是否短蟲即蟯蟲也

以其寸寸爲節而白故稱寸白蟲寸即今之曲尺六分餘長者至

丈餘短者四五尺至一二丈細似麪線又有大如指廣淶
如厚紙者又謂寸白至一尺則殺人者亦非也詳見下
都下有平巖道智者年六十餘一日上厠糞後有如麪
線者出已及一尺餘六怪以剔牙杖纏之久而不斷强
引斷而止既出厠股間覺冷以爲向之白條猶未盡復
上厠以廢筯纏之久之纔出盡乃伸其前後所纏則殆
八丈餘此即寸白蟲之自然而下者也其他長五丈六
丈者予已見十餘人又大宮里菱家清某患腰痛或作

蟲　二十五

行餘醫言　卷之四　十五　一本堂藏書

或止只重墜不可言喻予曰此恐疝之生蟲者也耳乃灸十六俞十八俞腰眼上髎數日忽覺裏急上廁下白物一團大如指廣薄如厚綾白而光滑其長不可知腰痛頓愈爾後終成滯患歲或二發或三發數年自愈此亦寸白蟲之大者也

按寸白之名始見名醫別錄

名醫別錄貫衆去寸白、桑根白皮、雚蘭、橘同上、檳榔殺寸白、蕪荑白、逐寸白、酸榴東行根白、寸雷丸寸白自等條所云是也。

稱白蟲者自神農本艸已言之

神農本艸彔鑵實、蔓荊、狼牙等條並云去白蟲又名醫别錄連翹、衛矛、黄石脂、辛夷、郁李根去白蟲、曾青殺白虫、雷丸白蟲等條並云

病源候論云寸白者九蟲内之一蟲也長一寸而色白形小褊因府藏虚弱而能發動或云飲白酒以桑枝貫牛肉炙食并生栗所成又云食生魚後即飲乳酪亦令生之其發動則損人精氣腰脚疼弱又云此蟲生長一

尺則令人死又云白蟲長一寸相生子孫轉大長至四五尺亦能殺人按千金方作子孫轉多其母轉大

千金方有治寸白蟲方又有治脾勞熱有白蟲在脾中爲病令人好嘔下蟲方○按外臺秘要所引千金療寸白蟲化爲水泄出永除方榧子檳榔蕪荑○今考千金方無此文又無此方

外臺秘要寸白蟲方中所引廣濟療白蟲如馬藺葉大於下部出不盡以刀截斷者令人漸漸羸瘦石榴湯方醋石榴根蕪[illegible]又有肘後方范汪方備急方救急方崔

方並療白蟲方皆入寸白蟲方內則此白蟲即爲寸白
蟲甚明矣又删繁方有療白蟲方
張杲醫說云趙子山字景高寓居邵武軍天王寺苦寸
白蟲爲撓醫者戒云是疾當止酒而以素所耽嗜欲罷
不能一夕醉於外舍歸已夜半口乾咽燥倉卒無湯飲
適廊廡間有甕水月色下照瑩然可掬即酌而飲之其
甘如飴連盡數酌乃就寢迨曉蟲出盈席覺心腹頓寬
宿疾遂愈一家皆驚異驗其所由蓋寺僕日織草屐浸

紅藤根水也庚志

又云蔡定夫戡之子康積苦寸白爲孽醫者使之碾檳榔細末取石榴東引根煎湯調服之先炙肥豬肉一大臠寘口中嚼咀其津膏而勿食云此蟲惟月三日以前其頭向上可用藥攻打餘日即頭向下縱有藥皆無益蟲聞肉香咂啖之意故空群爭赴之覺胸中如萬箭攻攢是其候也然後飲前藥蔡悉如其戒不兩刻腹中雷鳴急登厠蟲下如傾命僕以杖挑撥皆聯綿成串幾長

數丈尚蠕蠕能動舉而拋於溪流宿患頓愈姑廣其傳

以濟後人庚志

許叔微本事方云良方療寸白用錫沙蕪荑檳榔者極

佳予宜和中每覺心中多嘈雜意謂飲作又疑是蟲漫

依良方所説服翼日下蟲二條一長二尺五寸頭扁闊

尾尖鋭每寸作一節斑斑如錦紋一條皆寸斷矣千金

謂勞則生熱熱則生蟲心蟲曰蛔脾蟲寸白腎蟲如寸

截絲縷肝蟲如爛杏肺蟲如蠶五蟲皆能殺人惟肺蟲

行餘醫言　卷之四　一本堂藏書

爲急肺蟲居肺葉之内蝕人肺系故成瘵疾咯血聲嘶藥所不到治之爲難有人説道藏中載諸蟲頭皆向下行唯自初一至初五以前頭上行故用藥者多取月朏以前蓋謂是也○仁齋直指以下皆同

江瓘名醫類案云青陽夏戚宗陽家素業醫任江陰訓導有主負之父患腹脹求其診視乃曰脉洪而大濕熱生蟲之象況飲食如常非水腫蠱脹之證以石榴皮椿樹東行根加檳榔三味各五錢長流水煎空心頓服之

少頃腹作大痛瀉下長蟲一丈許遂愈客坐新聞○證治準繩亦引之、
張介賓景岳全書云此蟲長寸許色白其狀如蛆母子
相生有獨行者有箇箇相接不斷者故能長至一二丈
蟯蟲者微細之蛆也但不多有耳
神農本艸雚菌條名醫別錄吳茱萸根白皮條並云按
本出史記云臨菑氾里女子薄吾病甚衆醫皆以爲寒
熱篤當死不治臣意診其脉曰蟯瘕蟯瘕爲病腹大上
膚黃麤循之戚戚然臣意飲以芫花一撮即出蟯可數

升病已三十日如故病蟯得之於寒濕寒濕氣宛篤不發化爲蟲臣意所以知寒薄吾病者切其脉循其尺其尺索刺麤而毛美奉髮是蟲氣也其色澤者中藏無邪氣及重病倉公傳此蟯蟲證也謂瘕者誤矣

病源候論云蟯蟲猶是九蟲內之一蟲也形甚小如今之蝸蟲狀亦因府藏虛弱而致發動甚者則能成痔瘻疥癬癩癰疽瘑諸瘡蟯蟲是人體虛極重者故爲蟯蟲因動作無所不爲也又云三蟲者長蟲赤蟲蟯蟲也

蟲至細微形如菜蟲也居胴腸間多則為痔極則為癩因人瘡處以生諸癰疽癬瘻瘑疥齲蟲無所不為或云如菜蟲或云如蝸蟲尤可疑為不可決信是解也○千金方及外臺秘要所引范汪方肘後方備急葛氏方集驗方張文仲方等皆同又外臺秘要所引肘後論中云蟯蟲多是小兒患之大人亦有其病令人心痛清朝口吐汁煩燥則是也

又有稱疳𧏾者此謂小兒疳疾蒸熱生蚘蟲也非別有異蟲也病源候論以下別立數條者乃亦濫也

病源候論云人有嗜甘味多而動腸胃間諸蟲致令侵食府藏此猶是蠹也凡食五味之物皆入於胃其氣隨其府藏之味而歸之脾與胃爲表裏俱象土其味甘而甘味柔潤於脾胃脾胃潤則氣緩氣緩則蟲動蟲動則侵食成疳蠹也但蟲因甘而動故名之爲疳也其初患之狀手足煩疼腰脊無力夜臥煩躁昏昏喜忘嘿嘿眼澁夜夢顛倒飲食無味而失顔色喜睡起即頭眩體重䏶脛痠疼其上食五臟則心內懊憹出食咽喉及齒

皆生瘡，出黑血，齒色紫黑，下食腸胃，下利黑血，出食肛

門，生瘡爛開，胃氣逆則變嘔噦，急者數日便死，亦有緩

者，正沈嘿，支節疼重，食飲減少，面無顏色，在内侵食，乃

至數年，方上食口齒，生瘡，下至肛門，傷爛乃死。

又云五䘌：一是白䘌，二是赤䘌，三是蟯䘌，四是䘌蟨，五

是黑䘌。詳見小兒䘌條。

又云濕蟨病由脾胃虛弱，爲水濕所乘，腹内蟲動，侵食

成蟨也。多因下利不止，或時病後，客熱結腹内所爲，其

狀不能飲食忽忽喜睡綿綿微熱骨節沈重齒無色舌上盡白細瘡如粟若上唇生瘡是蟲食五藏則心煩懊若下唇生瘡是蟲食下部則肛門爛開甚者府藏皆被食齒下上齗悉生瘡齒色紫黑利血而濕由水氣也脾與胃合俱象土胃爲水穀之海脾氣磨而消之水穀之精化爲血氣以養府藏若脾胃和則土氣強盛水濕不能侵之脾胃虛弱則土氣衰微或受於冷或傷於熱使水穀不消化糟粕不傎實則成下利飜爲水濕所傷旹

時病之後腸胃虛熱皆令三尸九蟲內虛動作侵食五藏上出唇口下至肛門胃虛氣逆則變嘔噦蟲食府藏傷敗利出瘀血如此者死其因脾胃虛微土氣衰弱為水濕所侵蟲動成蠹故名濕蠹也又云有天行之濕初得不覺行坐不發恒少氣力或微利或不利病成則變嘔吐即是蟲內食於藏又云有急結濕先因腹痛下利膿血相兼出病成翻大小便不通頭項滿痛小腹急滿起坐不安亦 內食五藏凡如此雖初證未發於外而

心腹亦常煩懊至於臨困脣口及肛門方復生瘡即死
也又云心䘌者由藏虛諸蟲在腸胃閒因虛而動攻食
心謂之心䘌初不覺他病忽忽嗜睡四支沈重此䘌或
食心則心煩悶懊痛後乃侵食餘處診其脉沈而細手
足冷內濕䘌在心也
千金方云凡得傷寒及天行熱病腹中有熱又人食少
腸胃空虛三蟲行作求食蝕人五臟及下部若齒齗無
色舌上盡白甚者脣裏有瘡四肢沈重忽忽喜眠當數

看其上唇內有瘡唾血唇內如粟瘡者心內懊憹痛悶此蟲在上蝕其五藏下唇內生瘡者其人喜眠此蟲在下蝕其下部人不能知可服此蝕蟲藥不爾蠹蟲殺人又曰凡患濕䘌者多是熱病後或久下不止或有客熱結在腹中或易水土溫涼氣著多生此病亦有乾䘌不甚泄痢而下部瘡癢不問乾濕久則殺人凡濕得冷而苦痢單煮黃連及艾葉苦參之屬皆可用之若病人齒齗無色舌上白者或喜眠煩憒不知痛癢處或下痢急

治下部不曉此者但攻其上不以下部爲意下部生蟲蟲蝕其肛肛爛見五藏便死燒艾於竹筒熏之況病源候論千金方以下部爛潰爲蟲之所蝕者誤矣此因有瘀血而下部肌皮爛潰也非蟲之所爲也且其生蟲亦因爛潰生蛆也非因蟲成爛潰也立痏䘌濕䘌乾䘌䘌蟲之名目者以其見不正也況立心䘌之名或謂蟲蝕人府藏者皆可謂暗中摸索終無正見者也又按本草有稱殺蟲者數條此亦多是蚘蟲之事但不明說故難辨別耳

神農本艸竹葉桃核仁條並云殺小蟲、蓄草條殺皮膚小蟲、馬蓼條去腸中蛭蟲、名醫別錄羊蹄條殺蟲、鰻鱺魚條殺諸蟲、龍眼條去三蟲、大略如是、未試的効、不知實皆然否

向所舉伏蟲肉蟲弱蟲赤蟲肺蟲胃蟲食蟲蛟蛕蛕蝸膏肓心蟲脾蟲腎蟲肝蟲腸蟲一作腸蟲、尸蟲尸蟲一作屍蟲、三蟲濕蟲乾蟲心蟲蟯瘕短蟲等名、皆由泛濫之所致、母惑而可也、又有稱石蚘者

熊宗立醫書大全云、秣陵人張景患腹脹面黃、醫莫能

治徐嗣伯曰此石蚘爾極難療當得死人枕煮服即往古塚中取枕煮服之得大利并蚘蟲頭堅如石者五升即愈引齊書曰未詳考○按李時珍本艸綱目引陳藏器曰有嫗人患冷滯積年不瘥宋徐嗣伯診之曰此尸疰也當以死人枕煮服之乃愈于是往古塚中取枕枕已一邊腐缺嫗服之即瘥張景聲十五歲患腹脹面黃衆藥不能治以問嗣伯嗣伯曰此石蚘爾極難療當取死人枕煮服之得大蚘蟲頭堅如石者五六升病即瘥（按

字通痀字下引此事則本艸疣字由是誤也疣即莊周所謂懸疣字耳於虩何于正字通亦作張景本艸所舉贅字尤可疑也

又有稱穀道䘌者出病源候論濟世全書壽世保元同後世謂之大孔䘌

千金方云治大孔䘌癢又云䘌䘌蝕下部癢穀道中生瘡又云治熱病蛄毒令人喜寐不知痛處面赤如醉下

利膿血當數視其人下部大小之孔稷稷然（一云搜赤搜然）

則蠹瘡者也

元出張仲景云蝕於肛者雄黃熏之雖然仲景惟以肛門潰蝕似蟲食故謂之蝕耳實非蟲之所爲也但潰爛之後生蟲故後世醫人誤認其末遂爲蠹蟲食下部之說也猶是牙齦腐爛而後蟲自生非始有蟲腐蝕牙齦也如狐惑亦然仲景惟云蝕於喉爲惑蝕於陰爲狐此言咽喉二陰潰爛爲狐惑證耳名稱甚不是故吾門不取爲

金匱方論云狐惑之爲病狀如傷寒默默欲眠目不得閉臥起不安蝕於喉爲惑蝕於陰爲狐不欲飲食惡聞食臭其面目乍赤乍黑乍白蝕於上部則聲喝嗄一作甘草瀉心湯主之蝕於下部則咽乾苦參湯洗之蝕於肛者雄黃熏之此元可見始無蟲字其非蟲之所爲也蟲字始見病源候論云夫狐惑二病者是喉陰之爲病也初得狀如傷寒或因傷寒而變成斯病其狀默默欲眠目攣不得臥臥起不安蟲食於喉咽爲惑食於陰肛爲

狐惑飲食不欲聞食臭其人面目翕赤翕黑翕白食於上部其聲嗄食於下部其咽乾此皆由濕毒氣所爲也又云凡得傷寒時氣熱病腹内有熱又人食少腸胃空虛三蟲行作求食食人五臟及下部𧏾病之候齒無色舌上盡白甚者唇裏有瘡四支沈重忽忽喜眠如此皆爲蟲食其肛肛爛見五臟即死當數看其上唇内有瘡唾血唇内如粟瘡者則心内懊憹痛此蟲在上食其五臟下唇内生瘡者其人不寤此蟲食下部皆能殺人

世如盧和云腹內熱腸胃虛蟲行求食上唇有瘡曰惑蟲食其藏下唇有瘡曰狐蟲食其肛丹溪纂要吳崑云狐惑蟲醫方考皆從之者也

酒食蟲

出醫林集要云男婦酒食蟲

穿心蟲血鼈蟲傳尸蟲積血蟲疾心蟲馬尾細蟲

俱出龔信古今醫鑑

皆是泛濫無要之言吾門所可拒却而戒愼也故畧抄而

出。爲須知所擇而可也。

又有稱蟲咬心痛者，辨在心痛條。

千金方稱蚘心痛、蟲心痛，及外臺秘要所引廣濟方、延年方、張文仲方等，皆同。病源候論稱心蠹，亦同。

## 附字辨

蟲即羽毛鱗介之總名或作虫或作蚰並从省便但音異耳正字通辨之甚明康熙字典無甚發明又爾雅釋蟲云有足謂之蟲無足謂之豸而刑昺疏云此對文爾散言則無足亦曰蟲月令春日其蟲鱗鄭註云龍蛇之屬是也此可以見爲鱗介羽毛之總稱也蛕蚘蛔三字音義並同戶恢切音回若蚘或音爲或音尤並非也蚘說文作蛕正字通按痐从疒蓋指疾言非痐即蚘也舊註以痐為腹中長

蟲誤。此說却迂。即是蛔俗字耳。蟯如招切音饒。說文云。腹中短蟲。乃向所謂形至細微如菜蟲。即蛆也。又䘌。正字通乃粟切。音匿。蟲食腸病。篇海省作匿。非。醫書專為[疒匿]蟲蝕義。

正字通云。虫舊註吁委切音毀。古虺字。廣韻鱗介總名。俗讀持中切。非。佩觿集有以蛇虫之虫為蟲豸之蟲。其順非有如此者。按說文虫蚰蟲分三部。虫一名蝮。博三寸。首大如擘指。象其臥形。物之微細。或行或毛或蠃。

介或鱗以虫為象凡虫之屬皆从虫孫愐許偉切䖵之總名从二虫凡䖵之屬皆从䖵讀若昆古魂切蟲有足謂之蟲無足謂之豸从三虫凡蟲之屬皆从蟲直弓切然說文訓辭錯互前後牴牾者非一如虫為蝮別名象其臥形以上似專釋虫義物之微細以下似兼釋䖵蟲二義䖵蟲二部又有省從虫者如蝨作虱𧕴作蛾𧕿作蛷𧖀作蚤𧔶作蚍𧕄作蝥𧕟作蜚之類或全或省音義並同安見䖵之必別于虫蟲之必別于䖵也此說文

行餘醫言　卷之四　　一本堂藏書

分部之自相矛盾者也六書故蟲直中切螟動蚑行翾飛之屬皆从蟲虺特一物何以為蟲類之宗古書未有以虫為虺者而融則以虫為聲以斯知虫與蚰為蟲之省文非有二字也備考及總要與書故同蟲蟲為水陸動物之通稱象蟠屈之形三之者會族衆意其或為蚰為虫从省以便書也舊註沿說文諸韻書以虫為古文虺讀持中切者為非引郭忠恕佩觽集以證之復引廣韻鱗介總名又似讀蟲如毀訓虫為蟲既指虫為[illegible]

名則不空與虺同音必謂虫為古虺字則不當與蟲互訓不知郭說迂廣韻說是也或羽或毛數語載說文誤引為韻會亦非○康熙字典云按說文玉篇類篇等書虫蚰蟲皆分為三部虫吁鬼切蚰古魂切蟲持中切截然三音義亦各別字彙正字通合蚰蟲二部併入虫部雖失古人分部之意而披覽者易于查考故姑仍其舊若六書正譌以為虫即蟲省文則大謬也○今參考二書正字通為直快當從其說故雖蟲省作虫可也

又靈樞稱蛟蛕蛕蝎按爾雅蠹蠐螬並謂之蝎（詳見釋蟲邢昺疏中）蓋以腹中蚘蟲猶樹中蠹故稱蛕蝎也但蛟元蛟龍之蛟非蛕之類或由有蚘蟲偶似蛟形者云然耶尤可疑焉嘗記余治播州姬路久長里牝鹿家十二郎微惡寒微發熱微欬嗽氣力倦怠差有瘦容太似勞瘵惟脉未數會其親戚患勞瘵而死甚懼傳注避居郭外急請診治余偶遊其地視之使速灸凡數萬壯後用獺肝丸果下蟲其狀蚘而長幾二尺有四足目黑如椒目殆如畫工所圖蛟其人驚

異以示之余亦未始見如此異蟲乃烈日暴乾以視衆人病遂日減諸證退而復舊此蟲可謂蛟蛕乎聊書以廣異聞云○又按外臺秘要諸蟲心痛條云心腹中痛發作腫聚往來上下痛有休止腹中熱喜涎出是蚘蟲咬也出甲乙經第一卷中○今考甲乙經作心腹痛發作腫聚往來上下行痛有休止腹中熱渴涎者是蛕咬也○千金方云蚘心痛心腹中痛發作腫聚往來上下行痛有休止腹中熱善涎出是蚘咬也據此二書則蛟即咬字之誤耶咬字尤穩當從之爲是也

附諸蟲辨

辨應聲蟲。

張杲醫說載永州通判廳軍員毛景得奇疾每語喉中必有物作聲相應有道人教令學誦本草藥名至藍而默然遂取藍擣汁而飲之少頃吐出肉塊長二寸餘人形悉具劉襄子思爲永倅景正被疾踰年親見其愈　泊宅編又陳正敏遯齋閑覽載楊勔中年得異疾每發言應答腹中有小聲傚之數年間其聲寖大有道士見

驚曰此應聲蟲也久不治延及妻子宜讀本艸遇蟲不應者當取服之勔如言讀至雷丸蟲忽無聲乃頓服數粒遂愈正敏其後至長沙遇一丐者亦有此疾環而觀之甚衆因教使服雷丸丐者謝曰某貧無他技所以求衣食於人者唯藉此爾以上皆陳所記予讀唐張鷟朝野僉載云洛州有士人患應聲蟲即喉中應之以問良醫張文仲張經夜思之乃得一法即取本艸令讀之皆應至其所畏者即不言仲乃錄取藥合和為丸服之應

時而止乃知古有是事百衲居士鐵圍山叢話已上張杲所記也

後世醫書舉應聲蟲者皆止引之他書未嘗有言及者

原其始出巢元方舉腹內有人聲候病源候論云夫有人腹內忽有人聲或學人語而相荅此乃不幸致生災變非關經絡腑臟冷熱虛實所爲也

駁曰凡人之腹裏鳴者每多有之自雷鳴酒沸蛙聲水音以至漉漉濯濯之韻響皆莫非空氣爲元氣所推盪逼迫上下奔馳自不得不作鳴聲也決非蟲之所鳴也猶

多時不食饑極而胃中空虛則鳴聲大聞于外也毎覩病人意應臟腑腸胃亦共消減故腹鳴者多矣嘗記都下有宇野之娚者身材清臞多病自養常戲告人曰須聽我腹鳴乃隨呼吸進退腹皮則腹裏大鳴此由臟腑消瘦有空隙地而其間之空氣被推動而作聲也亦非蟲之所爲也如胎在腹裏不能發聲纔出產戶直即發聲如蚘蟲寸白蟲在腸胃中亦然絶未嘗聞有作聲者以聲自不可出也若夫稱應聲蟲者毎語腹中應荅殆如響巖谷神然尤可

恠焉假令實有蟲亦當在腹裏不能作應答之聲也必矣且其治法在讀本草一則至藍而不應一則至雷丸而不應而謂由蟲畏惡此二物也既見其或畏藍或惡雷丸則意應其畏藍者不始惡雷丸惡雷丸者不始畏藍設使今有一應聲蟲病倘取本草讀之至藍亦不畏而應至雷丸亦不惡而答則當有盡本草皆應而不畏惡天地變化每無窮極則雖使有應聲蟲亦應不一樣如此則將用何物以治之耶抑又可以冥搜妄索尋到何書探出妙藥耶

發一笑焉乃知其病其治皆是妄誕而非實也況於其謂
吐出肉塊長二寸餘人形悉具者乎妄豈有過于此哉余
故斷曰此疾決無之事也而如醫人曾無一人說破其妄
此亦方技之流亦不足深責也如張鷟蔡絛方勺陳正敏
輩徒聞怪異不正其事之實否漫筆之書使後人致疑迷
其過失有更甚於醫人者也亦可以見其無實見正識之
所致也

辨誤吞水蛭

張杲醫説載吳少師在關外嘗得疾數月間肌肉消瘦每日飲食下咽少時腹如萬蟲攢攻且痒且痛皆以爲勞瘵也張鋭是時在城都吳遣驛騎招致鋭到興元既切脉戒云明日早旦忍飢勿啖一物俟鋭來爲之計旦而往天方劇暑白請選一健卒趨往十里外取行路黄土一銀盂而令廚人旋治麪將午乃得食纔放筯取土適至於是温酒一升投土攪其内出藥百粒進於吳飲之覺腸胃掣痛幾不堪忍急登溷鋭密使别坎一穴使

掖呉以行須臾暴下如傾纖悪斗許有馬蝗千餘宛轉盤結其半已困死呉亦憊甚扶憩竹榻上移時方餐粥一器三日而平始言去年正以夏夜出師中途燥渴命候人持馬盂掬澗水甫入口似有物焉未暇吐之則徑入喉矣自此遂得病鋭曰蟲入人肝脾裏勢須滋生常日遇食時則聚丹田間吮咂精血飽則散處四肢茍唯知殺之而不能掃盡故無益也鋭是以請公枵腹以誘之此蟲喜酒又久不得土味乘飢畢集故一藥能洗

之耳吳大喜厚賂以金帛送之歸（庚志）又寧國衛承務者唯一子忽得疾羸瘦如削醫以爲瘵疾治療無益醫劉大用問其致病之因曰嘗以六月飲倡家醉臥桌上醒渴求水不得前有菖蒲盆水清潔舉而飲之自是疾作劉默喜密遣僕掘田間淤泥以水浃濯取清汁兩盆置几上令隨意飲衛子素厭疾苦不以穢爲嫌一飲而盡俄腸胃間攻轉攪刺久之始定續投以宣藥百粒隨即洞泄下水蛭六十餘條便覺襟袍豁然劉曰此[illegible]

中所誤吞也蛭入人腹藉膏血滋養蕃育種類每料羊
五臟牢不可脫然久去汙渠患其所嗜非以此物致之
不能集也然尫羸別以藥調補類編又有人因醉薄暮
渴飲道傍田水自此忽患胸腹脹滿遍醫不効人亦莫
識其病因幹宿客邸夜半思水飲令僕覓之僕夜捫索
見有缸數隻疑店主以此貯水遂取一瓶與其主飲使
覺胸次豁然再索之忽覺臟腑急於店後空地大瀉一
二行平明視之所瀉乃水蛭無數繼看夜來所飲缸水

乃主人刈藍作澱者其病頓愈方思前時渴飲田水不覺誤吞水蛭在腹遂成脹痛之疾乃蛭為害今人耘田為此蟲所齧以澱塗之無不愈也

駁曰凡飲食之入人腸胃也雖有少遲速亦皆莫不腐化而精粹蒸成血精糟粕下成屎溺此乃平人之常也以其元氣健運也倘今有誤吞水蛭者已入胃中則當直死若中其毒則或當大瀉或下血此其所也若不速死則當蠕動腹痛不堪苦惱雖然水蛭畏鹽過于他蟲而人之飲

皆莫不用鹽調和者則水蛭終當死其毒發則或瀉或下血亦其當然也而不如是曾無痛苦瀉下之異水蛭徒在腸胃間蕃息滋長者決無之事也設使死腸胃則當如此若活腸胃則當不然何也果其元氣健運則腸胃中之物無一不腐化者豈有飲食則如常腐化而水蛭則不腐化而獨滋息之理乎此甚易曉之事耳何不悟耶蓋腐儒庸醫不學正學不知正道理故也又按神農本艸云去腸中蛭蟲馬蓼此亦可疑焉或視寸白蟲誤認爲此爾恐非實

然即是本艸之不可信據者也偶有一事思得余家畜牝猫二十餘年常臥坐隅數見其肛門出寸白蟲色白長五六分當華中猶能蠕動而展則至一寸餘縮則不過三四分而圓如小豆許如人之寸白蟲亦作是狀態展則長而細縮則短而圓觀夫水蛭亦其展縮如是無少異由是乃疑如彼謂下水蛭數十條者苟果有之必應是寸白蟲耳若短寸白蟲比比有之或是此爾聊書以告子弟

名醫類案載華佗治一人忽患胸中煩懣面赤不食

之曰若胃中有蟲欲成肉疽腥物所爲也即作湯二升再服須臾吐出蟲三升許頭赤而動半身猶是生魚膾所苦遂愈又一婦人忽生蟲一對於地能行長寸餘自後月生一對醫以苦參加打蟲藥爲丸服之又生一對埋於土中過數月發而視之暴大如拳名子母蟲從此絶根

又陸顒吳郡人自幼嗜麪食食愈多而質愈瘦胡人以藥吐一蟲長二寸許色青狀如蛙此名消麪蟲實天下

之奇寶也其說甚異不具述　訛淵

又一人患腦痛爲蟲所食或敎以桃葉枕一夕蟲自鼻出形如鷹嘴莫能識其名　邇齋閑覽

又從政郎陳樸富沙人母高氏年六十餘得飢疾每時如蟲齧心卽急索食食罷乃解如是三四年畜一猫極愛之常置於傍一日命取鹿脯自嚼而啖猫至於再覺一物上觸喉間引手探得之如拇指大墜於地頭尖扁類蝌蚪身如蝦殼長八寸漸大侔兩指其口

剖之腸肚亦與魚同有八子胎生蠕蠕如小鰍人莫識
其為何物蓋聞脯香而出高氏疾即愈 類編
又休寧西山金舉人嘗語人曰予嘗病小腹甚痛百藥
不應一醫為灸關元十餘壯次日莖中淫淫而痒視之
如蟲出四五分急用鐵鉗扯出果長五六寸連者蟲出
如此者七痛不復作初甚驚恐後則視以為常皆用手
扯此亦偶中也仲景云火力雖微內功有力蟲為火力
所逼勢不能容故從溺孔出也其人善飲胃內膀胱不

無濕熱遇有留血瘀濁則附形蒸鬱為蟲矣

又汪石山治一婦每臨經時腰腹脹痛玉戶淫淫蟲出如鼠粘子狀綠色者數十枚後經水隨至即令以酒煮黄連為君白朮香附為臣研末粥丸空腹吞之月餘經至無蟲且娠矣

虞摶治婦人陰蝕瘡陰戶中有細蟲其痒不可當食入臟腑即死令人發寒熱（醫學正傳）

謝肇淛曰蟲有應聲者在人腹中有聲輒應有消

食麪數斗立盡有鎖魚者安數斗膾中鱠即成水亦能銷人腹塊有畏酒者元載聞酒氣即醉醫於其鼻尖挑一青蟲謂爲酒魔從此能飮有名怪哉者寃氣所結得酒則消有名鞠通者喜食枯桐尤嗜古墨耳聾人置耳邊立効有名脉望者蠹魚三食神仙字所化有名度古者能食蚯蚓而溫會江州所嗜漁人背者大如黃葉眼遍其上一眼一釘竟不識其何蟲也 五雜俎

駁曰如華佗治蟲蓋妄談耳何者吐出蟲三升許其蟲尖

身猶是生魚膾此其腸胃中爲何等冷塲邪嗚呼生魚膾在腸胃間曽不腐化則是叚腸胃耳况半爲蟲者乎其間雖使頃刻若是活腸胃則不能無腹痛泄下之苦惱何止胸中煩懣而赤不食乎此必决無之事也蓋欲贊華佗奇術妄作虛話反承之羞耳如剗腹洗腸亦然皆是妄談不足信者也如子母蟲消麪蟲自鼻出蟲類搨沙魚蟲倶是變怪不可信者雖使有之亦是一有而不復再有之事非所以廣見識備異聞爲法準也畢竟俗講僧之因果談耳

曲家之雜劇話耳何足以舉論哉如陰莖中玉戶中所出之蟲則患癃與黴瘡與帶下者間有之或因爛潰腐膿而生者亦是希有之事也如謝肇淛所舉者亦同蓋謝氏雖才氣絕倫而學問博雜不正喜說幻怪漫逞多聞不能嚴持正議斲破僞妄故終篇多涉異說者也惜乎以彼俊才純一熟聖學則破迷辨惑鴻益不少徒篤泥濫之說雜譚天地人事物噫自古有才者多陳於實學可勝嘆哉

又如蛟龍病蟲癥鼈癥米癥食癥髮癥蝨癥蛇瘕斛二瘕

酒瘕穀瘕肉瘕魚瘕雞瘕酒鼈氣鼈血鼈肉鼈俱在癥門一一辨之大槩十而九為虛誕勿為之所惑焉可也

録補

張介賓曰蟲之為病人多有之由於化生誠為莫測在古方書雖曰由濕由熱由口腹不節由食飲停積而生是固皆有之矣然以常見驗之則凡藏強氣盛者未聞其有蟲正以隨食隨化蟲自難存而蟲能為患者終是臟氣之弱行化之遲所以停聚而漸致生蟲耳然則或

由濕熱或由生冷或由肥甘或由滯膩皆可生蟲非獨濕熱已也然以數者之中又惟生冷生蟲爲最即如收藏諸物但着生水或近陰濕則最易蛀腐非其義乎故凡欲愛養小兒極當節其水菓以防敗脾此實緊要之一端也又云蟲之爲病其類不一或由漸而甚或由少而多及其久而爲害則爲腹痛食減漸至羸瘠而危者有之凡蟲痛證必時作時止來去無定或嘔吐青黄綠水或吐出蟲或痛而坐臥不安或大痛不可忍面色或

青或黄或白而啓則紅然痛定則能飲食者便是蟲積之證速宜逐之又云驗治法昔一人患心腹大痛或止或作痛不可忍凡用去積行氣等藥百方不効但於痛極時須用拳槌之痛得少止而旋止旋作久不能愈日加困弊莫測其故忽一胡僧見之曰余能治也遂令病者先食香餌繼進一丸打下一硬嘴異蟲遂愈此因蟲嚙腸臟所以痛極槌之則五内震動蟲亦畏而斂伏不槌則蟲得自由所以復作此亦驗蟲奇法故凡見心腹

痛證但用揉按重捻而痛得暫止者，多有因蟲而然也。

兒景岳全書

張介賓此之元明諸醫派頗多所發明，故其説間有可取者，今附一二條于此，以示子弟。惜乎猶隔一層之蔽障，以其在方技中，不能看破邪説也，爲可憾耳。如孫文胤雖才不及張氏，亦稍有似者，故其説亦間有可喜者，此亦不免醫家者流之通套也。其説在丹臺玉案中可考見也。

一本堂行餘醫言卷之四畢

壬辰年乙亥二月初七夜三読了 白峰

# 一本堂行餘醫言卷之五

平安　香川修德太冲父著

癇何閒切音閒　驚　癲　狂　附癡騃　體輭　不食　不大便　不寐　悸

癇者驚癲狂之總名而所兼尤衆廣也夫癇之爲證也或憂或怒或悲或笑或嬾忌對人見人或好愛閑居獨處或喜蟄暗地幽室或憂愁無聊絶無歡娛之意或疑人議已短或每事猜忌思慮無窮或過憂無活計或怒氣屢發或

怒過續以啼泣或獨語自墮淚或氣沈心淪如將陷或恐世議或慮衆評或危心如履薄冰臨深淵或怯弱恐聞獄坐刑殺傷損危厄之事直即冷汗出或腋下與背汗出或上氣衝逆時又眩暈或恐登高山過缺岸渡板橋仰石門或恐獨自出行從人纔出行或寢食如常唯恐他出終年不出戶外或聞金石之憂聲瓦陶之破響川流風樹之鳴音人語畜鳴之稍大直輙驚怖惕然欲跳或四肢冷冷汗出或心無樂意欲就臥或妄想如人將來捕之欲走[illegible]

竊匿唯恐及之不遑逃避或夜間耿耿曾不交睫偶睡則雜夢魘驚難成熟寐或嘐嘐然自高賢或好潔惡穢盥洗掃除如何佟之水淫如倪元鎮潔癖或遠慮多想狐疑猶豫僕僕爾每事再三思慮拮据似是丁寧反覆實是糢糊不決或平常深憂不足憂之事或既成之事復重改作至再至三猶且數回不定或過誤自咎懊恨嗟嘆不已或獨語書空若有所失或獨坐孤枕想往料來沈沈默默悒悶無所放遣似是證候千道百出不可舉數無慮皆係屬一

行餘醫言　卷之五　　一本堂藏

癇證中矣又有諸病證中帶癇氣者又有諸證未治漸爲内虚忽發大癇者此多不救又妊中發癇者名妊癇輕者可治重者必死産後亦同及其病之漸進也顛倒昏塞不省人事故亦謂之癲又有自始得病既即運倒者蓋癇其總名而癲亦通新故輕重而稱之但癇以病閒簡慢爲呼癲以顛倒巔越成稱驚與狂亦就驚恐狂躁發狀命名耳其本皆一也今舉各證之異狀以資精察詳視之診候

夫癲癇之將發或滯食塞氣或留飲滯氣或風寒閉外

氣鬱窒或房勞虛內行氣留滯或過用思慮心情大鬱或疾步遠行滚動內癥或視怪聽異或驚恐畏怖或心惡意忌或卒然遇變或忽然忤意或悲哀憂愁或怒慍怨恨或大聲暴響或屈撓摧折遂乃卒然運倒昏迷不省人事直視吐沫發聲呌號手足躁擾口目瞤引或手足屈強咬牙瞪目或口眼偏引搖頭振身或呼吸不間口開軀軟殆如死人少時之間癥退氣復如夢忽覺如始無事者或有已醒之後煩悶苦心者或有醒後二三日及四五日懊悶不

了了者或有甚則直視不語不飲食數日至十餘日恬然如死人者或有輕而止悶氣如睡夢少時而不顛倒者又有將發必先苦心懊憹無所消遣者又有發前無何小畏者又有發前呻吟呌號喝喝不止非欬似欬者俗又云見水而發見火而發見稠人躁衆而發者間亦有之非必皆然蓋水之流動火之燄烈衆人之熱鬧癇人一見其躁擾之狀怯心慴氣驚駭畏怖跳動內氣癥為之衝逆而發耳又有遇生人見怪物聞世變而發者或覩人失血及說

出血而發者亦同夫癲癇之成也全是腹裏之癥爲之根基其癥上衝犯心心氣爲之隘狹屈迫鬱窒蔽塞而後見種種癇狀證候多端怪奇不一然而決癇之爲癇者以其脉迯乎故也若無脉則然或有脉至伏似無者此非絶脉乃伏之至甚似無者也病勢稍緩則脉微微出診是候者勿誤爲絶脉後世有痰迷心竅之説甚可疑也殊不知心固居膈膜上而膜之隔限一層猶樓上與樓下所謂上焦如霧者故唯氣可通貫而有形物則不可至也獨有食道

胃脘上自咽下至胃一道爲水穀流下之路徑耳此外更無別路何他物之可能到乎且癥瘕之上犯亦唯其氣衝逆也痰既有形物况且稠粘非可滲流則又何得到心之左右地位哉是故痰塞心之說决不足取也設謂本部如霧之氣成痰則益妄矣假令本部如霧之氣成痰也既成痰則稠粘不可滲透肌理食道胃脘固爲吞吐之途一路通貫無復岐路吐痰即胃脘之痰耳纏心之粘痰從何道出來耶苦然則癲證終不可治纏心之痰無路可驅出何

其說之不通乎愚亦甚矣

朱震亨以下明之諸醫所論無一不謂因痰塞心諸書不遑畢載如王肯堂曰由邪入腎閉而作者益鑿矣證治準繩云諸方皆以初因涎鬱閉塞藏氣不動因之倒仆口吐涎沫也安知口吐涎沫豈止素積於胸中者哉大抵癲癇之發厥乃成厥由腎中陰火上逆而肝從之故作搐搦搐搦則偏身之脂液促迫而上隨逆氣吐出於口也其他之說亦皆準之竟不免強辨

行餘醫言　卷之五　一本堂藏書

夫狂之將發其始證候尤多或疑慮嫌忌言行不決或猜疑至甚恐人拒人或夜間不寐想往料來或終夜不寐妄想沈患或過好潔淨盥洗掃除或眼中常有血色或白眼睨人或眼睛似有光稜或自過卑下自過瑕疵或自高傲自負才或深慮人議己短或患慮所不可思慮之事或驚恐所不可驚恐之事或憂愁所不可憂愁之事或侘傺無聊憂懼欲死或怯弱小器謹慤有餘或自謂人之將捕己或自思人來將殺己或自悲自泣或喜遺忘或獨笑獨喜

遂乃卒然爲狂亂失本心或歌笑奔走或登高踰牆或自
高貴自辨智自倨賢或踰牆而走上屋而歌所上之處皆
非其素所能或目妄見耳妄聞言所見固非其所自領到
誦所聞固非其所自習學或獨語低聲避人深匿或獨坐
終日獨行不休或高聲大怒意不存人或罵詈不避親疎
或破衣擲器猛力異常或去衣不知寒或必臥不覺饑至
不食數日或飲啖倍常或善見鬼神又有自知己之將狂
常自戒慎又有忽然發狂二三日至四五日乃止如常一

月及半年復狂如前者又有婦人患柔狂遂有懐身則姙中狂止如平人既産復狂如初者又有平日無何異特産後必發狂者然詳察是類竟不免有癇氣味凡剛狂可治柔狂難治又視俗稱狐憑者皆是狂證非野狐所祟與狐憑者百千中之一二或亦有之終是帶癇氣味之人耳又謂小兒無狂證者非也間亦有之但至少耳

驚癇者小兒極危大疾即是小兒之癇故幼嬰之間患驚癇者後發成癇證驚癇大人亦有之或稱驚悸或稱驚怖

或稱驚恐皆驚癇也婦人尤多柔弱之人男子每有是
其證每事驚恐畏怖與前癇證不異後世立怔忡門或稱
心忪亦不知癇中之兼證故也蓋驚者驚駭之外形也悸
者驚駭之內動也悸即怔忡心忪也固是一病但患狀之
異耳又有因驚悸成奔豚者
凡癇之爲癲爲狂爲驚雖外見異狀而其實則同一癇疾
或有癲狂兼發者或有驚狂兼發者或有癲狂驚兼發者
古今名稱多端若夫癲

靈樞癲狂篇曰癲疾始生先不樂頭重痛視舉目赤甚作極已而煩心又曰癲疾始作而引口啼呼喘悸又曰癲疾始作先反僵因而脊痛又曰癲疾者疾發如狂者死不治素問長刺節論曰病初發歲一發不治月一發不治月四五發名曰癲病通評虛實論曰癲疾何如曰脉摶大滑久自已脉小堅急死不治又見靈樞熱病篇邪氣藏府病形篇素問厥論等又腹中論作瘨

巔疾

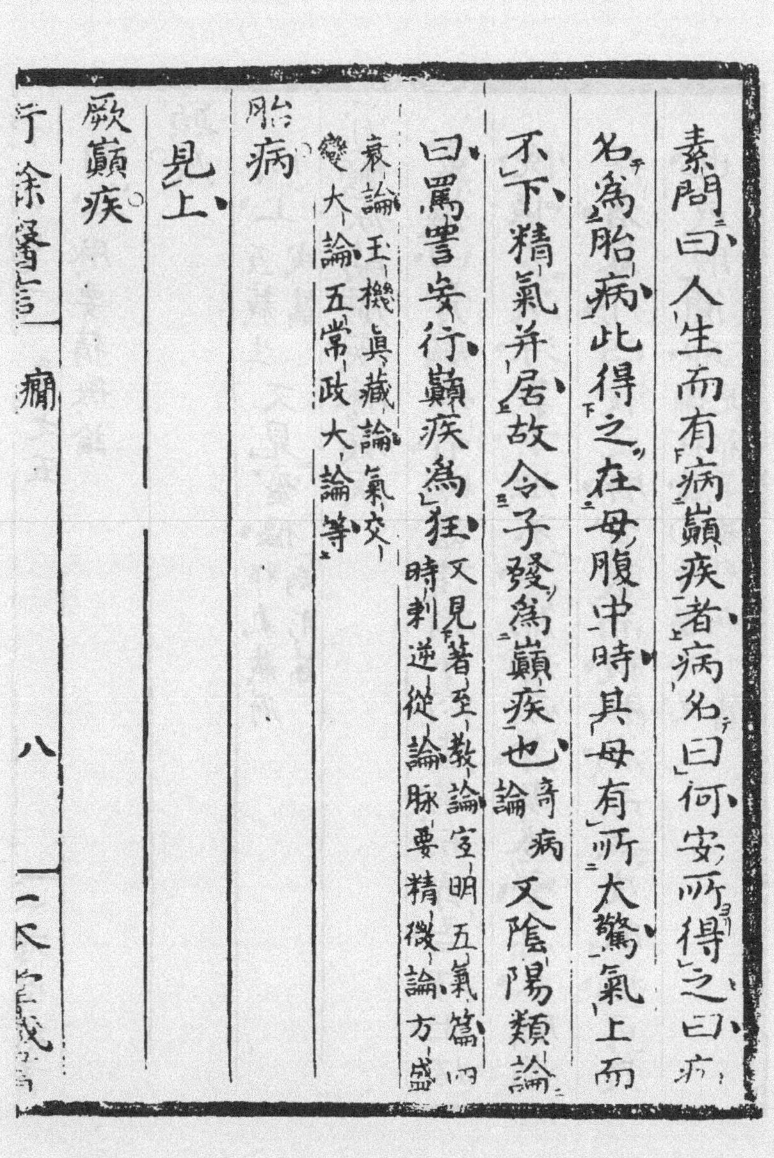

素問曰、人生而有病巓疾者、病名曰何、安所得之、曰、病名為胎病、此得之在母腹中時、其母有所大驚、氣上而不下、精氣并居、故令子發為巓疾也、奇病論 又陰陽類論曰、罵詈妄行、巓疾為狂、又見著至教論、宣明五氣篇、四時刺逆從論、脉要精微論、方盛衰論、玉機真藏論、氣交變大論、五常政大論等、

胎病

見上、

厥巓疾

行餘醫言　癇　八　一本堂藏

同上脉要精微論

癲疾○

同上五藏生成篇又見靈樞邪氣藏府病形篇

骨癲疾○筋癲疾○脉癲疾

靈樞曰骨癲疾者顑齒諸腧分肉皆滿而骨居汗出煩悗嘔多沃沫氣下泄不治筋癲疾者身倦攣急大脉癲疾者暴仆四肢之脉皆脹而縱脉滿而無皮肌癲可疑也或脱簡耳癲狂篇○骨癲疾又見邪氣藏府病形篇

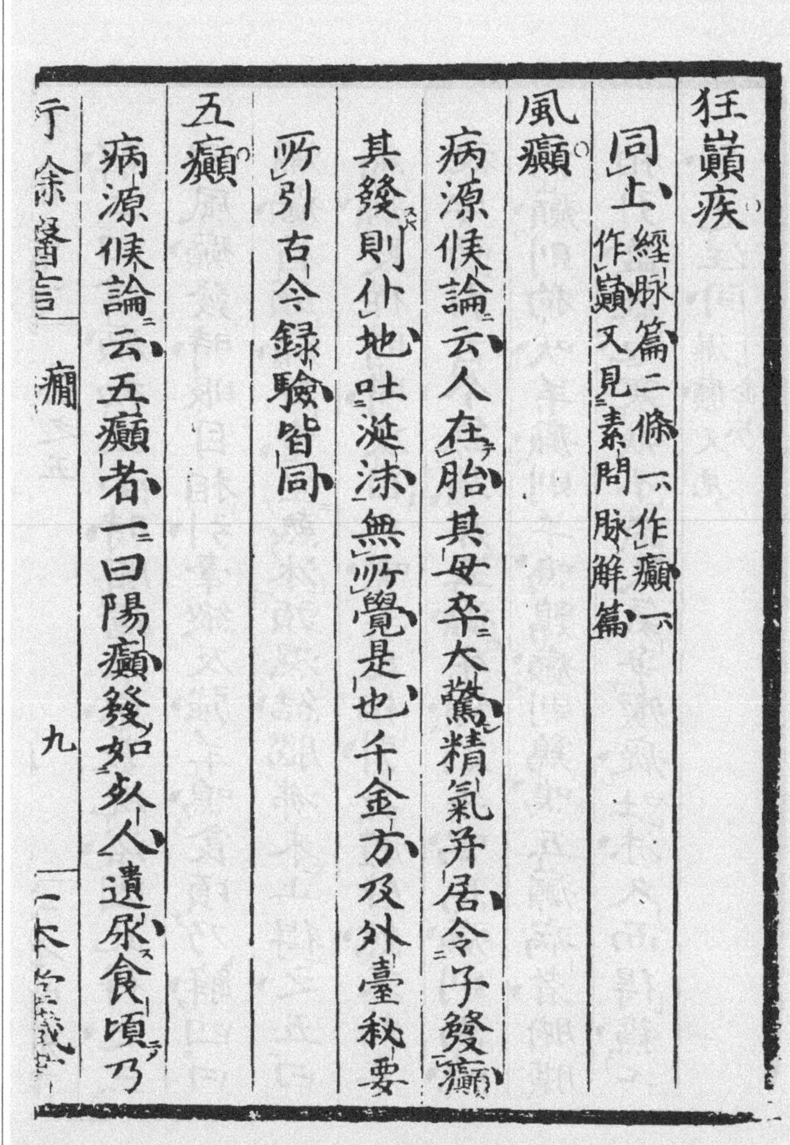

狂巔疾

同上經脉篇二條一作癲一作巔又見素問脉解篇

風癲

病源候論云人在胎其母卒大驚精氣并居令子發癲其發則仆地吐涎沫無所覺是也千金方及外臺秘要所引古今録驗皆同

五癲

病源候論云五癲者一曰陽癲發如死人遺尿食頃乃

行餘醫言　癇　九　一本堂藏

解。二曰陰癲，初生小時，臍瘡未愈，數洗浴，因此得之。三曰風癲，發時眼目相引，牽縱反強，羊鳴，食頃乃解。四曰濕癲，眉頭痛，身重，坐熱沐頭，濕結腦，沸未止得之。五曰馬癲，發作時時，反目口噤，手足相引，身體皆然。又《外臺秘要》所引《古今錄驗》療五癲，牛癲則牛鳴，馬癲則馬鳴，狗癲則狗吠，羊癲則羊鳴，鷄癲則鷄鳴。五癲病者，腑臟相引，盈氣起寒，厥不識人，氣爭瘈瘲，吐沫，久而得蘇。《千金》、《范汪》同。濕癲又見《千金方》

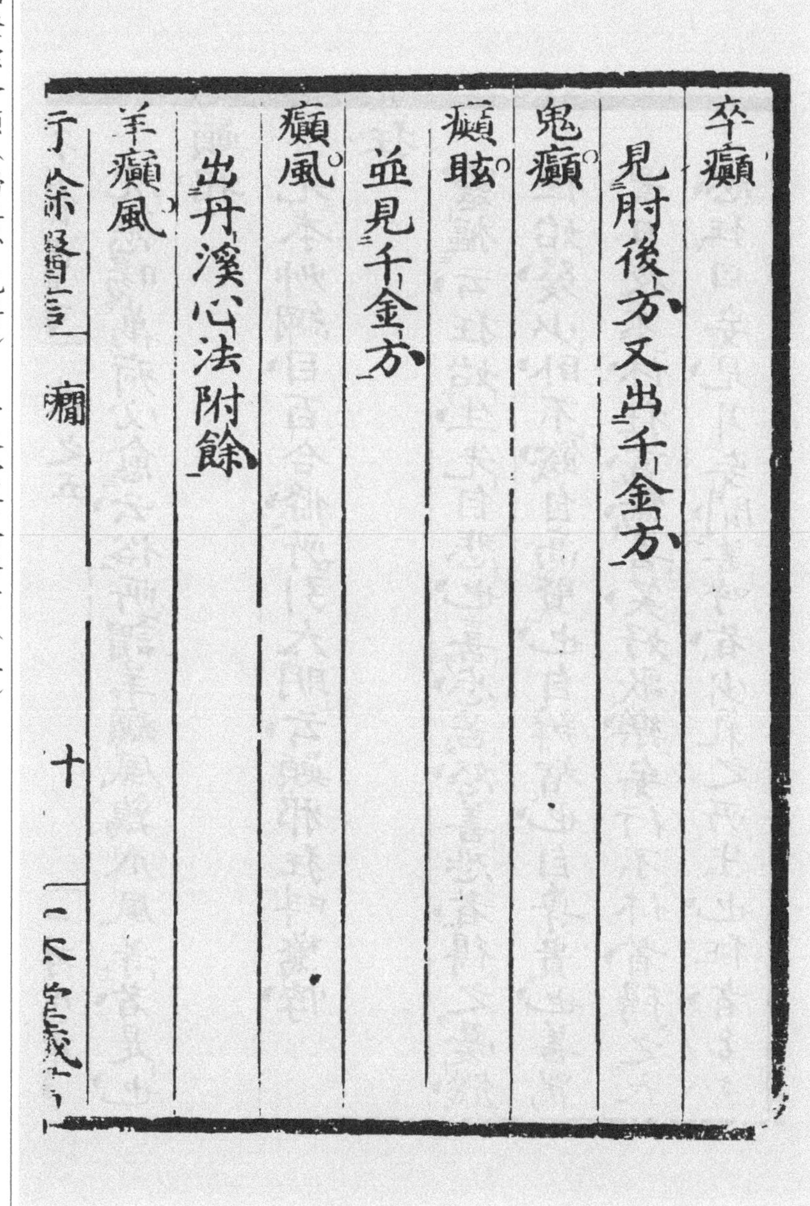
卒癲
見肘後方又出千金方
鬼癲
癲眩
並見千金方
癲風
出丹溪心法附餘
羊癲風

沈應暘萬病必愈云俗所謂羊癲風鷄爪風等者是也

顛邪

見本艸綱目百合條所引大明云顛邪狂叫驚悸

狂

靈樞云狂始生先自悲也喜忘若怒善恐者得之憂饑狂始發少臥不饑自高賢也自辯智也自尊貴也善罵詈日夜不休狂言驚善笑好歌樂妄行不休者得之大恐狂目妄見耳妄聞善呼者少氣之所生也狂者多食

善見鬼神善笑而不發於外者得之有所大喜癲狂篇又云熱病數驚瘈瘲而狂熱病篇其他見九鍼十二原篇小鍼解篇刺節眞邪篇本神篇及素問長刺節論生氣通天論陰陽類論示從容論宣明五氣篇腹中論氣厥論等

癲

同上經脉篇

狂妄

同上本神篇云魂傷則狂妄不精○又見素問五常政大論云狂妄目赤

又靈樞邪氣藏府病形篇稱狂笑

怒狂。

素問曰、有病怒狂者、此病安生、曰生於陽也、曰陽何以使人狂、曰陽氣者因暴折而難決、故善怒也、病名曰陽

厥、病能論

陽厥。

見上、

厥狂。

同上、通評虛實論

按本草綱目作狂陽妄動是

狂越

同上至眞要大論又見氣交變大論

狂易

神農本草蟯蜋條云大人癲疾狂易又見白頭翁條云溫瘧狂易寒熱又見甲乙經按證類本草並註云易音羊恐非也又石下長卿條有老魅注易亡走字疑是亦

狂字

狂惑

同上、白薇條、又棟實條、有煩狂字、又名醫別錄白頸蚯蚓條云狂謬

風狂。

病源候論云、狂病者、由風邪入并於陽所為也、氣并於陽則為狂、發或欲走、或自高賢、稱神聖是也、皆由血氣虚受風邪、致令陰陽氣相并所致、故名風狂、巢氏以為風邪非也、千金方同、按肘後方亦同

狂癇。

卒狂。

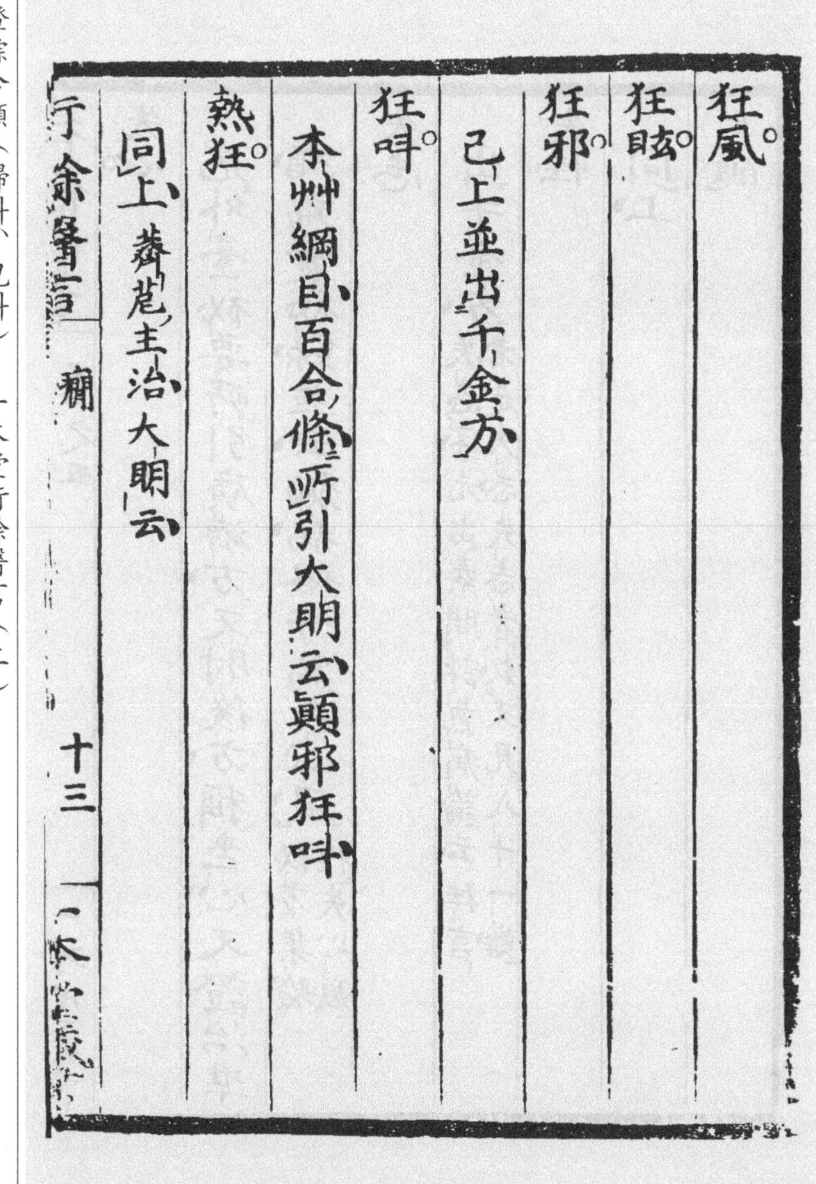
狂風。
狂眩。
狂邪。
已上並出千金方
狂吽。
本艸綱目百合條所引大明云顛邪狂吽
熱狂。
同上蘼蘆主治大明云

失心。見外臺秘要所引廣濟方，又肘後方稱恚心，又證治準繩、錦囊秘錄並云癲病，俗呼為失心風。秘方集驗作失心瘋

失志。出千金方。失志字元出素問評熱病論云：狂言者是失志，失志者死，又見八十一難

失性。同上。

失魄。

同上又見名醫别録鬼臼條云風邪煩惑失魄妄見

亡魂

同上

心風

宋魏泰東軒筆録七云王介性輕率語言無倫時人以爲心風

氣心風

濟世全書云治氣心風即是痰迷心竅發狂亂

心恙。

壽世保元、濟世全書等云、心恙狂惑。又見名醫類案、赤水玄珠。

心疾。

出孫光憲北夢瑣言十云、唐世劉崇望弟兄五人、其元昆崇彝、留一男少有才、患一旦心疾。

風恙。

同上。

風魔。見名醫類案

風子。見張三錫醫學六要

熱陽風。見千金方

白果瘋。王憂蘭秘方集驗云食白果致瘋予亦親見之則知銀

杏之動癇猶喫蒟蒻凍子動癇故癇人決勿食此二物

驚

出素問大奇論著至教論示從容論疏五過論氣厥論至真要大論診要經終論舉痛論評熱病論奇病論脉解篇刺熱篇經脉別論痹論厥論刺瘧論刺禁論等又靈樞經脉篇云病至則惡人與火聞木聲則惕然而驚心欲動獨閉戶塞牖而處甚則欲上高而歌棄衣而走賁響腹脹是為骭厥又百病始生篇癲狂篇熱病篇終始篇

驚狂

同上調經論又傷寒論云傷寒脉浮醫以火迫劫之亡陽必驚狂起臥不安又神農本艸防葵條云驚邪

狂走

驚恐○

同上 血氣形志篇經脈別論又靈樞經脈篇云氣不足則善恐心惕惕如人將捕之又素問藏氣法時論云善恐如人將捕之又靈樞口問篇云大驚卒恐○神農本艸桔梗條云驚恐悸氣

驚瘈○

同上 至眞要大論

癇驚○

同上 通評虛實論

驚駭○
同上。生氣通天論云：俞氣化薄，傳作善畏，及爲驚駭。又見至真要大論、五常政大論、陰陽別論、陰陽類論、六元正紀大論、金匱真言論、大奇論等。
○又素問遺編本病論有驚駭字。

善驚○
同上。見厥論、刺瘧論、四時刺逆從論、診要經終論、靈樞熱病篇。

驚惑○
同上。六元正紀大論。

驚躁○

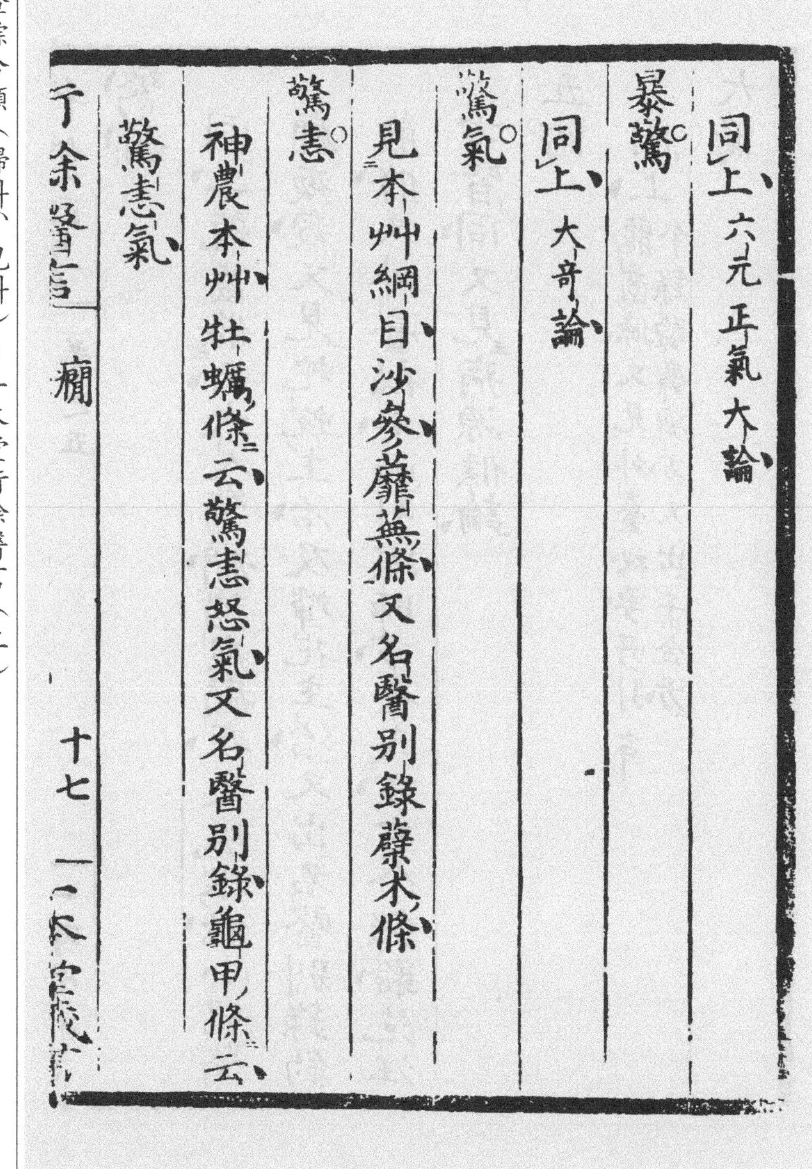

同上六元正氣大論

暴驚。同上大奇論

驚氣。見本艸綱目沙參薺苨條又名醫別録蘗木條

驚恚。神農本艸牡蠣條云驚恚怒氣又名醫別録龜甲條云驚恚氣

驚癇

同上、龍齒條云、大人驚癇、諸痙癲疾、又蜣蜋條、小兒驚癇瘈瘲、又見蛇蛻主治、及蟬花主治、又出名醫別錄釣藤條、又外臺秘要所引深師方、崔氏方、古今錄驗、范汪方、皆同、又見病源候論、

五驚。

同上、龍齒條、又見外臺秘要所引古今錄驗、廣濟方、又出千金方、

大驚。

同上大棗條又名醫别錄蓬虆條

驚悸。同上人參百合厚朴旋覆花蓋草栢實羖羊角天鼠屎等條又名醫别録伏神虎骨蚱蟬銀屑鐵精等條

又素問氣交變大論稱煩心躁悸又出素問遺篇本病論

驚怖

金匱方論云師曰病有奔豚有吐膿有驚怖有火邪此四部病從驚發得之又曰奔豚病從少腹起上衝咽發作欲死復還止皆從驚恐得之

鸐邪
見神農本艸白馬懸蹄伏苓防葵條又見本艸綱目山
丹條所引大明云
鸐喘○
同上石膏條
鸐啼
見名醫别錄鯪鯉甲條
獺

出靈樞。又見病源候論、千金方及外臺祕要所引廣濟方、救急方

癇眩。

同上。寒熱病篇。又見素問

癇厥。

見素問。大奇論

癇瘈。

同上。大奇論。又靈樞經筋篇

癰癇。

蛇癩。
見金匱方論風引湯下。

風癩。
見神農本草蛇蛻條。

出病源候論又見名醫別錄。

食癩。

暴癩。
並見千金方。

陽癇陰癇

同上。玉機微義引之云，此論癇之陰陽，後世有認爲寒熱者，誤矣。

發猪癇疾發雞風

證治要訣云。

雞爪風

見上。

猪圈風

壽世保元云癇之為病角弓反張手足搐搦口吐涎沫

俗云猪圏風也

胎癇

出證治準繩

羊兒風

見醫學六要

五癇

見外臺祕要所引廣濟方

三種癇

病源候論云三種者風癇驚癇食癇是也千金翼方同

五藏癇六畜癇

千金方云夫癇有五藏之癇六畜之癇肝癇之爲病面青目反視手足搖心癇之爲病面赤心下有熱短氣息微數脾癇之爲病面黃腹大喜痢肺癇之爲病面目白口沫出腎癇之爲病面黑正直視不搖如尸狀膈癇之爲病目反四肢不舉腸癇之爲病不動搖其後曰右五

藏癇證候而又添膈腸二癇者抑何哉蓋屬泛濫馬癇、牛癇、羊癇、猪癇、犬癇、雞癇右六畜癇

八癇○

見本艸綱目蚺蛇膽條所引甄權云無名目

十二癇○

出名醫別錄龍齒條云五驚十二癇無名目又見名醫別錄釣藤條

二十五癇○

見千金方及外臺祕要所一載亦后今後驗

百癇

見醫學綱目

三十年癇

見本艸綱目人承條

陽癲陰癲溼癲馬癲牛癲狗癲羊癲雞癲狂笑喪心失心風肝癇心癇脾癇肺癇腎癇膈癇腸癇馬癇牛癇羊癇豬癇犬癇雞癇

己上皆見上牛癇見外臺羊癇見名醫別錄羊齒條 雞

癩　又見風皇臺主治陳藏器云

冷癩

見證治要訣

鬱冒

許叔微本事方云人平居無疾苦忽如死人身不動搖目閉口噤或微知人眩冒移時方寤名曰鬱冒亦名血厥婦人尤多○按鬱冒元出素問至眞要大論氣交變大論雖有小不同究竟即是癲證故附于此後世稱婦人産後

者即是也

血厥

見上

風引

外臺秘要所引崔氏方中云大人風引少小驚癇瘈瘲日數十發其終云此本仲景傷寒論方古今錄驗范汪同而今觀金匱方論中風歷節病中云風引湯除熱癱癇方後林億等考乃舉治大人風引少小驚癇云云今

按風引者謂如風中之牽引而攣急也遂以爲大人之癇名耳

暗風

見醫學綱目瘫亦謂暗風此濫名之尤易惑者也

尸蹷

史記扁鵲傳云扁鵲過虢虢太子死扁鵲至虢宮門下問中庶子喜方者曰太子何病中庶子曰暴蹷而死名鵲曰其死何如時曰雞鳴至今曰收乎曰未也其死

能半日也言臣齊勃海秦越人也聞太子不幸而死臣能生之中庶子曰先生得無誕之乎何以言太子可生也扁鵲曰子以吾言為不誠試入診太子當聞其耳鳴而鼻張循其兩股以至於陰當尚溫也中庶子乃以扁鵲言入報虢君虢君聞之大驚出見扁鵲於中闕曰竊聞高義之日久矣然未嘗得拜謁於前也先生過小國幸而舉之偏國寡臣幸甚有先生則活無先生則棄捐填溝壑長終而不得反言未卒因噓唏流涕悲不能自

止扁鵲曰若太子病所謂尸蹷者也乃使弟子子陽厲鍼砥石以取外三陽五會有閒太子蘇乃使子豹爲五分之熨以八減之齊和煑之以更熨兩脇下太子起坐更適陰陽但服湯二旬而復故故天下盡以扁鵲爲能生死人扁鵲曰越人非能生死人也此自當生者越人能使之起耳此謂尸蹷者即是癇證也素問云五絡俱竭令人身脈皆動而形無知也其狀若尸或曰尸厥繆刺論是也又傷寒論云少陰脈不至腎氣微少精血太

促迫上入胸膈宗氣反聚血結心下陽氣退下熱歸陰股與陰相動令身不仁此為尸蹷金匱方論云尸蹷脉動而無氣氣閉不通故靜而死也見雜療方○按外臺秘要尸蹷方中所引張仲景云尸厥脉動云云觀之則雜療以下亦皆仲景所著不可疑也○又素問遺編本病論亦有尸厥字

病源候論云尸厥者陰氣逆也其狀如死猶微有息而不恒脉尚動而形無知也聽其耳內循循有如嘯之聲而股間暖是也耳內雖無嘯聲而脉動者故當以尸厥治之○千金方及外臺秘要所引肘後方崔氏方皆同

此以厥逆上衝鬱冒恍惚不知人事似死狀猶尸故謂之尸厥耳其實則癇也

又史記云在趙者名扁鵲當晉昭公時諸大夫彊而公族弱趙簡子爲大夫專國事簡子疾五日不知人索隱曰韓子云十日不知人所記異也大夫皆懼於是召扁鵲扁鵲入視病出董安于問扁鵲扁鵲曰血脉治也而何怪昔秦穆公嘗如此七日而寤寤之日告公孫支與子輿曰我之帝所甚樂吾所以久者適有所學也今主君之病與之同

出三日必閙閙必有言也居二日半簡子寤語諸大夫曰我之帝所甚樂與百神遊於鈞天廣樂九奏萬舞不類三代之樂其聲動心此事或是虛妄則已倘其有之則決是癲證故併舉為今時以是類為狐妖者由其不知皆是癲證也或見所未嘗到之地語之無毫差或聞所未嘗知之事言之極詳悉或誦所未嘗學之書或目不識丁者遽成善書之人或諳禁方療疾或挾符呪禳疫此豈狐狸之所為哉皆是癲證中所有之事也猶與

穆公簡子癲中所到帝所所聞仙樂及語未來事射熊賜犬何以異乎厥夢奇異之爲癲也無復可疑爲予亦初聞狐怪疑心難決後而豁然覺其爲癲但可與悟人言矣不可與昧者語也○又按佛法浸染人間而後有人忽昏而觀升天堂落地獄等事而蘓者此亦可知其爲癲也

附考史記正義曰陜州城古虢國又陝州河北縣東北下陽故城古虢即晉獻公滅者又洛州汜水縣古東虢

國而未知扁鵲過何者蓋虢至此竝滅也索隱曰案傅玄云虢是晉獻所滅先是百二十餘年此時焉得有虢則此云虢太子非也然案虢後改稱郭春秋有郭公蓋郭之太子也○今案是時決無虢國而謂扁鵲過虢治虢太子疾者妄矣司馬貞思欲護短掩醜以爲郭也可謂飾非也且讀劉向說苑以此事爲趙太子則知當時欲贊秦越人妙術而傳播奬譽之浮說互相謬轉以趙爲虢以昔爲今蓋其事之有無則實不可知也

附考 索隱曰案左氏簡子專國在定頃二公之時非當昭公之世且趙系家敘此事亦在定公之初正義曰靜公二年爲三晉所滅據此及趙世家簡子疾在定公之十一年也由是觀之則扁鵲診簡子亦甚可疑也

駁曰司馬遷作秦越人傳記其才秀者三焉曰診趙簡子也治虢太子也望齊桓侯也而詳考之則遷也既記晉趙世家則以簡子專國爲在定頃之間而至記扁鵲傳則曰當晉昭公時此何其自矛盾若是乎虢先扁鵲

時既滅過百二十餘年矣則扁鵲時何以得有號太子乎齊桓公小白既卒歷年至扁鵲時齊無桓侯而曰望齊桓侯者不知何桓侯也此亦大可疑也如此則扁鵲三事竟皆不可信矣遷也作史記一百三十卷徒欲戲弄浮文潤色虛妄誇逞才藝波瀾乎地而不自知我辭矛楯不記國之既滅而無有之不挍人之有無嗚呼文人之無實也其亦至乎斯耶由是觀之則一部史記道聽塗說傳聞之浮譚多可疑者益覺其不可信也

附考索隱曰案傳玄曰是時齊無桓侯裴駰云謂是齊侯田和之子桓公午也蓋與趙簡子頗亦相當○嘗閱後漢書郭玉傳注云韓子曰扁鵲見晉桓侯曰君有疾在腠理也而實考韓非子則作蔡桓公此知當時傳播之浮說三轉市虎一謂齊一謂蔡為虛乎為實乎史記既難信也如韓子亦不能無疑焉予故不得不駁也

## 子癇

病源候論云妊娠痓候體虛受風停滯經絡發則口噤

背強名之爲痙妊娠而發者悶冒不識人須臾醒醒復發亦是風傷太陽之經作痙也亦名子癇亦名子冒也後世子癇之名本乎此也此謬稱也夫癇之發也非胎之所爲乃妊婦之疾耳故可謂之妊癇矣不可謂子癇也如子淋子腫皆同詳見淋門水脹門

及癇發平旦者在足少陽晨朝發者在足厥陰日中發者在足太陽黃昏發者在足太陰人定發者在足陽明夜半發者在足少陰

見千金方。

晝發灸陽蹻，夜發灸陰蹻。

劉純玉機微義云：按潔古云：晝發灸陽蹻，夜發灸陰蹻。

陽蹻癇

見李杲蘭室祕藏。

奇經癲癇

見王肯堂證治準繩。有陽維、陰維、督脉等癲。

重陽者狂，重陰者癲。

出八十一難癲狂元一病矣何分陰陽之爲秦越人之說非也丹溪纂要云重陰重陽之分難經之言也河間原病式本素問之論以明癲狂俱是熱病而重陰之說非也醫學正傳云難經陰陽之說恐非理也賀岳醫經大旨亦同其他左袒劉朱者皆非秦說又取秦說者如王肯堂證治準繩張介賓景岳全書費辯紛紛以陰陽之說爲是也竟不免醫家之窩譚哉

大人曰癲小兒曰癇

病源候論云癇者小兒病也十歲已上爲癲十歲已下爲癇醫學綱目云徐嗣伯云大人曰癲小兒曰癇是亦不知癲癇一病也故王肯堂曰素問謂癲爲母腹中受

驚所致今乃曰小兒無癲可乎癇病大人每每有之婦人尤多　赤水玄珠亦剿此說

癇屬驚與痰○

朱震亨意如此故丹溪心法附餘方廣之言是也夫癇即驚驚即癇何有因驚發癇之事乎凡有癇氣者必驚非因驚生癇猶有痱氣者必仆倒發痱也若無癇氣者雖屢驚怖不發癇亦猶無痱氣者雖閙仆倒未發痱也後醫奉朱說者輒謂癇因驚而生必勿驚之此乃今代

所謂痱因仆倒而生，愼勿仆倒者也。疎漏亦甚矣。痃固其故態矣，不暇強辯也。

五臟各有獸形

錢氏小兒直訣云：凡治五癇，皆隨臟治之。每臟各有一獸之形。若反折上竄，其聲如犬，症屬肝也。若目瞪吐舌，其聲如羊，症屬心也。若目直腹痛，其聲如牛，症屬脾也。若驚跳反折手縱，其聲如雞，症屬肺也。若肢體如尸，口吐涎沫，其聲如猪，症屬腎也。錢乙門人閻孝忠集此以

獸配五臟尤不經之愚者也

以獸配臟有胃無腎

陳言三因方云病者旋暈云云作馬嘶鳴名曰馬癇以馬屬在午手少陰君火主之故其病生心經病者暈眩云云作羊吽聲名曰羊癇以羊屬未坤位足太陰濕土主之故其病生脾經病者昏暈云云吽作雞聲名曰雞癇以雞屬酉足陽明燥金主之故其病生胃經病者眩暈云云作猪吽鳴名曰猪癇以猪屬亥手厥陰心胞亂

木主之故其病生右腎經病者眩暈云云作牛吼聲名曰牛癇以牛屬丑手太陰濕土主之故其病生肺經又云夫五癇合屬五臟而無腎有胃者以腎屬鼠非畜養物神無主治故不作癇胃屬雞係六畜物故有象焉胃為五臟海非餘府比又犬屬戌手太陽小腸經主之雖屬六畜祇無犬癇者以辰戌為魁罡四殺沒處不與癇象古方類例未之究也嗚呼陳言此說怪僻邪曲無道理若是其甚矣以其尤愚惑舉而見之耳言也既如是

也。況其以下醫流乎？可以想見也。王機微義云：案千金方叙六畜癇曰馬曰牛曰羊曰猪曰犬曰雞，並不以六畜分屬五臟。今三因所引五癇無犬癇一證，錢氏叙五癇一證無馬癇一證，二書以五獸分配五臟，各各不同，俱不知所由然也。三因雖有馬無犬癇，及五臟有胃無腎之説，亦難據憑。劉純此説雖未快駁辨，而頗知陳言之滅裂，稍足可譏焉，故書以出焉。

内經言癲不言癇，癇歸五臟，癲屬心。

王機微義云：按内經言癲而不言癇，古方以癲癇或併言，或言風癲，或言風癇，或言癲狂，所指不一。蓋癇病歸于五臟，癲病屬之於心，故今以風癇別立一門，而癲併

赤水玄珠剽竊此說遂作誤

合爲一門也。赤水玄珠孫一奎曰按此以風癎別立門明其不與癲狂相類則是之矣而云癲狂合爲一門今終集考之並無癲狂門且豈未之補歟

證治準繩云，素問止言癲而不及癎，靈樞乃有癎瘈癎厥之名。諸書有言癲狂者，有言癲癎者，有言風癎者，有言驚癎者，有分癲癎爲二門者，迄無定論。究其獨言癲者，祖素問也；言癲癎、言癲狂者，祖靈樞也。要之癲癎狂大相逕庭，非名殊而實一之謂也。靈樞雖編癲狂爲一門，而形證兩具，取治異途，較之於癎，又不侔矣。靈樞既以癲狂

行餘醫言　卷之五　　一本堂藏書

為一門則以見古人能知雖外面為癲為狂其證如異而其根本則是同一病也肯堂不是之知何其昧惑乎

錦囊祕録云癇者惡病也其症有五一曰驚癇（俗名羊癇）心症也二曰風癇（俗名犬癇）肝症也三曰食癇（俗名牛癇）脾症也四曰顛癇（俗名雞癇）肺症也五曰尸癇（俗名猪癇）腎症也此欲強為五臟以傅會五癇之名且眞者流也哉益足以厭聞也○赤水玄珠別癲狂癇三證甚非也故不舉文

駁曰劉純謂內經不言癇疎漏既甚矣如王肯堂博聞強記尚謂素問不言癇此亦何不考乎俱由昧於癇之所致也素靈並言癇前已舉載焉

神農本艸亦多言之究竟以癲狂驚雖形證異而其元同一癇證故素靈多併言之耳若夫謂陰陽寒熱五臟屬心徑庭異途諸説皆由不透眞竅也今有癲狂兼患者設使謂癲爲陰爲寒謂狂爲陽爲熱則將以兼病者爲何因乎隨陰耶隨陽耶攻寒耶攻熱耶抑亦爲補瀉兼施寒熱併用之騎牆耶其將誰適從耶詖邪之言益足以見其所蔽窮也予往年治大宮絲里菱家子年十七患癇朝發癲昏暈吐涎不省人事午後發怒狂大聲

罵詈不避親疎夜發驚恐人駭怖閒亦搐搦而不發癲狂驚之閒沈沈默默好暗處帶愁容即癇也乃用療癇方全愈若此癇人四證盡備以其同一病故也記之可以破從前醫家者流之惑說也

已上名稱論說皆是泛濫懵懂不得要約無益於診候有害于治事古今華人槩誇名稱却多因名迷實遂至謂馬癇用其方猪癇用其方支離煩猥絶不知一本之旨趣雖不足淺責而以其害于療術故詳辨正焉

## 癡騃

未發驚癇之前穎悟小兒而一發驚癇後遂變成癡騃者比比而有之此由驚癇發作甚劇而神識頓脫亡也其後飲食二便如平常人唯面貌愚魯多笑不知羞惡雖固非以證終爲獃物決不得復舊態也故無治法間有生來癡騃兒此乃天然不慧非人力所及也固不須論治若夫大人驚恐後頓成癡獃者乃百中之一二耳究竟癡騃亦癇證之一候也如張介賓以癲狂癡騃立門似則似矣但其

所說之證近狂近健忘雖所原則一而亦各有分辯故與
吾門所立癡騃有少不同

景岳全書云癡獃證凡平素無痰而或以鬱結或以不
遂或以思慮或以疑貳或以驚恐而漸致癡獃言辭顛
倒舉動不經或多汗或善愁其證則千奇萬怪無所不
至脉必或弦或數或大或小變易不常此其逆氣在心
下畧然此證有可愈者有不可愈者亦在乎胃氣元氣之
強弱待時而復非可急也其謂言辭顛倒舉動不經等

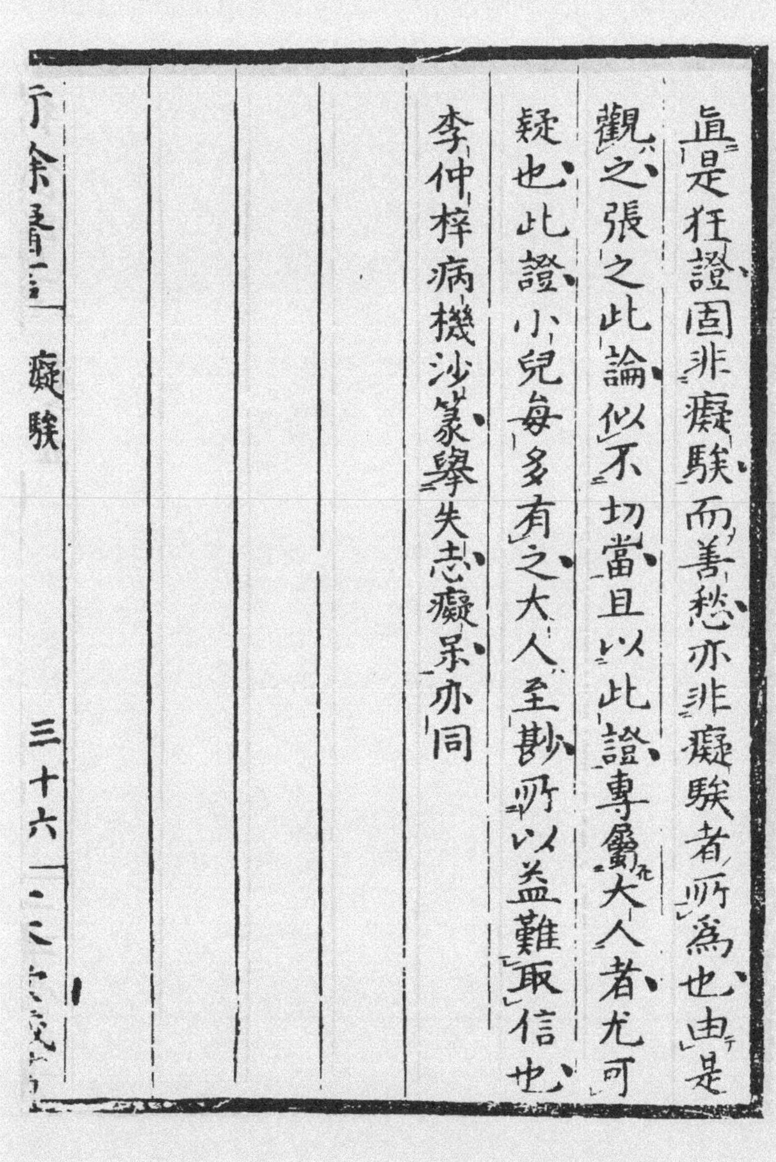

真是狂證，固非癡騃，而善愁亦非癡騃者所爲也，由是觀之，張之此論，似不切當，且以此證專屬大人者，尤可疑也。此證小兒每多有之，大人至尠，所以益難取信也。

李仲梓《病機沙篆》舉失志癡呆亦同

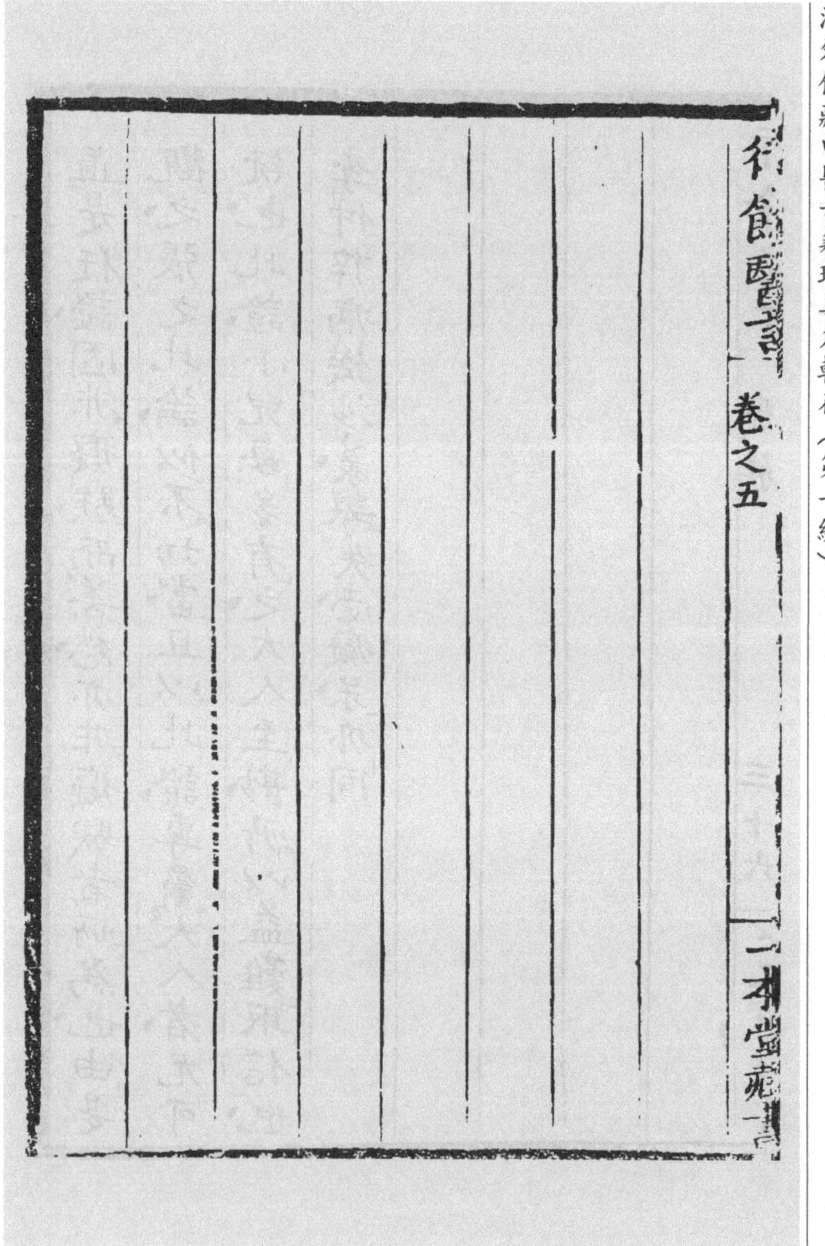

行餘醫言　卷之五　一本堂藏書

## 體輭

小兒生下百日左右頸骨始定頭形始正當是之時頭形未正而傾軟則已有輭證之慮至二三歲閒頭半正易傾輭手指可撮不能持物脚或痿輭不能步或雖行振振搖搖如半痿人步語言含糊不決目中面容如癡騃人雖然飲食二便不異常人故皮肉豐滿色澤鮮明只是皮肉柔輭似無骨耳自六七歲至十歲以上竟是不免騃物閒有半體輭者又有患驚癇後遂成此證者究竟亦癇證也多

不及十五而斃閒有及二十三十者較幼稚時諸證少減體肉稍靫耳且初生小兒固有稱五輭者即是也
古今醫統云五輭證名曰胎怯良由父精不足母血氣衰而得有因母血氣弱而孕者有受胎而母多疾者或其父母貪色體氣虛弱或年紀已邁而復見子有日月不足而生者或服墮胎之劑不去而竟成胎者耗傷眞氣及其降生之後精氣不充筋骨痿弱肌肉虛瘦神色昏慢致使頭項手足身體軟弱名曰五軟

錦囊祕錄云、五軟者、手脚、腰背、頸軟是也、

證治準繩云、五輭者、頭輭、項輭、手輭、脚輭、肌肉輭、口輭、

是也、無故不舉頭、腎病之病、項脉輭、而難收、治雖暫瘥、

他年必再發、手軟、則手垂、四肢無力、亦懶擡眉、若得聲

圓、還進飲食、乃慢脾風候也、肌肉輭、則肉少、皮寬自離

喫食、不長肌肉、脚輭者、五歲兒不能行、虛羸、脚輭細小、

不妨榮衛、長大自然、肌肉充滿、口輭、則虛舌出口、陽盛

更須隄防、必須治膈、却無妨、此有五輭、名目而有六輭、

者何哉○又云〔薛〕夫頭輭者臟腑骨脉皆虚諸陽之氣不足也乃天柱骨弱手足輭者中州之氣不足不能榮養四肢故肉少皮寬飲食不為肌膚也口輭者脾胃氣虚舌不能藏而常舒出也此五者皆因禀五臟之氣虚弱不能滋養充達故骨脉不強肢體痿弱原其要總歸於胃此亦有四輭而謂此五者則所引書脫文耶亦可疑也○又云〔曾〕戴氏論五輭證名曰胎怯良由父精不足母血素衰而得誠哉是言以愚推之有因母血海久

冷用藥強補有孕者有受胎而母多疾者或其父好色貪酒氣體虛弱或年事已邁而後見子有日月不足而生者或投墮胎之劑不去而竟成孕者徒爾耗傷真氣苟或有生譬諸陰地淺土之草雖有發生而暢茂者少又如培植樹木動搖其根而成者鮮矣由是論之嬰孩怯弱不耐寒暑縱使成人亦多有疾羔自降生之後精髓不充筋骨痿弱肌肉虛瘦神色昏慢才為六淫所侵便致頭項手足身軟是名五軟○又云有小兒體肥容

壯不爲瘦瘁忽然項輭傾倒此名下竄皆因肝腎氣虛客邪侵襲風府傳於筋骨故成此疾筋骨俱弱則項輭垂下無力又名天柱倒與五輭相類不遠○又云王先生云小兒久患疳疾體虛久不進飲食患來日久諸候退只是天柱骨倒醫者不識謂之五輭候

## 不食

不食證亦殆奇疾古今醫書未有明言及者以予所見及既餘三十人多是婦女而男子只有二三其證他無所苦只不思粇食或食麥飯或糯米粉或赤小豆或豆腐屑或偏好一種蒸果或終日不喫食餌而不飢自數日至數月以及數年然形體不瘦脉多平緩間或苦癥或痞或痛若強與之食必吐不吐必痛投之湯藥亦多吐不吐則藥氣滿胸中煩悶多時其證萬態不可縷舉醫人不知此證強

妄投藥攻之補之病家亦恐其不食延醫請巫屢藥益逆嘔吐甚劇痛苦彌多幾至委頓而止遇此證者以措而不治乃爲眞治法第一以不瘦爲佳兆其次脉平緩小便順利月血不滯皆無病之候苟能守法外防邪襲只聽其所好少少與食之待自然回復而可也今舉予所見以廣異聞苟能據此以處置爲則庶乎其不遠矣

一室女年十六只食雪花菜其他一切不食父母憂之請予診視其皮肉不瘦色澤鮮明脉平緩予曰勿憂不久將

復平生此時已半年所予又曰必勿藥若投藥則諸患蜂起其父母堅守予言一年餘自然復常食

源亞槐家臣澤田祐房妻年未三十忽患此證醫者無知頻投湯藥病家固迷屢供饔飧病婦若欲不食則家人朝勸暮進懇請親切若欲不飲藥則醫者怖之主公怒之遂乃忍苦而食之則直吐藥之則亦直吐病婦困窮無所告訴徒自啼泣耳最後請予診予曰此證予見來也亦已多矣若從予言則應保不必不然則予亦無術可施秖須他

求祐房嘗屢見聞予療奇疾乃請聽予言堅守予乃曰不須強食不須飲藥只空少喫所好以俟時至祐房又請叅予曰灸亦不須爲也病婦喜見顏色遂堅信予算不容他言凡八九年而後始得三五日間偶喫常食之半或一回或二回延及十二年而始復常矣其間或一日以胡葱煮食一碗或一日炊碎麥食半碗或喫麪線或啖生果大約所喫視平素常食爲十之一二及其至尠則晝夜之間止是飲湯半口烟草一吸而已矣而皮肉不瘦月血無月

來小便順利大便半月一解或一月一回而裁縫不懈中饋能辨只覺一身無力步履頗難其他更無所苦今既五十矣尚且無恙夫妻感戴拜謝每對人必語予處置以為奇計實不知以不治為眞治法也且有一大可怪事病婦自得病以來右頰生瘰瘡膿水微微不斷病婦愧面瘡招瘍醫貼膏藥予曰勿以為也如是必閉毒恐釀後來之害不聽果然面瘡愈則右股又生瘡不謹覆轍復貼膏藥於是乎瘡口已收則又當其左右突發一口隨愈隨發殆不

知其幾十回許綿綿歷數年膿水自然盡而全瘥痕跡凸凹磊磈不可名狀嗚呼此不食之人有津液得何賴生而數年間月信不滯又且膿水淋漓如是耶尤不可解也天地變化固不可量人身變化亦猶如是以活物也

都下大賈井川家主管櫻井十其年過四十忽患此證或食碎麥或以糯米為粉水溲為餅蒸食其妻婦女之情深憂不食粳米陰於他舍用粳米為粉和糯粉蒸熟進之病人撮蒸餅入口直吐出曰今日之餅何由有粳氣乎不

食其妻纔吐其實遂去粳粉作糯餅與之喫之如此或一日煮鳧喫三碗飲酒三盞耳病人固信予已聽以不治爲眞活法之說確執不詢他醫凡八年而始復平常其間患痔便血日三五合二十三日而止此亦不食之人下血如是非可怪乎後來壯健及六十餘而歿

和州村夫忘其鄉名年未四十患此證周年聽予療奇疾來請診曰不食粳麥只食蠶豆日約一合換數醫治無効皆曰不知病名冀賜妙劑予望其形狀已瘦且疲此以其羸經

攻補也。予乃慰曰。黧豆固可易穀以續命。若單食此物或成飛仙。亦未可知。只恐汝不是之用。復就醫治則安否亦未可知也。其後不聞生死如何。

都下鮫鋪婦。年逾三十。患此證。日日所喫止三品。蓮藕也（煮熟豆油味醬調食）。赤小豆也（煮熟少鹽調食若無代以豇豆）。洲濱餅也（蒸果也黃大豆麩粉用稀餳搜和作水際狀故名洲濱）。如是十一年。忽觀工匠喫午飯。興欲食意。以來復常食如平昔。其他雖有少異。而嫌粳飯不喫。則無不皆同。故聊記證。

治驗以使知此亦癇證中之一候不妄治則時至得復妄攻妄補則鮮不殺者也

朱震亨治一女子在家因事不如意鬱結在脾半年不食每日食棗數枚遇喜饅頭亦能少食惟深惡粥飯予胗其脾氣非枳實不能散遂以溫膽湯去竹茹與服經三月服二百貼而愈惜乎不用藥則可早愈矣但恐斯藥不能愈斯疾也

卷之五

## 不大便

平人之常度大便一日一行或二三行又或二日一行此其腸胃之容受傳導即各性之所稟乃爾若祕結者或三日五日一解或七日十日一解此亦非常而反成常者不必為病也至二十日三十日一大便者則此由祕結之所以漸致而為病也其患甚可恐焉乃至半年一年大便不通終致不起者予既觀之若夫傷風寒時疫熱證不大便六七日至十餘日者固有在此例一種有不大便

半年或一年而無何異患者大奇證也此亦多在婦人其證初時飲食如常及其久不更衣而後始親自疑怪稍減飲食雖然飲食如常固無餒氣膨脝之意故食雖較少亦不甚苦起居安眠不異平時唯不大便耳他無所苦也此亦癎中之一候從前醫書未嘗有言及者何哉

嘗記升家茂其妻年四十不大便一年許以其無他苦不加治療尋後復常又一婦人年未三十不大便半年大駭延醫或攻或補絶無寸効後請予診予勿駭刀

後必自愈若強安攻補則藥毒反甚於病害矣一二月

後果復平生

## 不寐

此證有癇氣人多患之蓋由癥上犯心氣不安故也發狂之前必久不寐其後乃發狂癇大畧帶癥之人雖無他病只是夜閒耿耿惺惺心澄意靜每多不寐想去思來遙遙如年此皆癇之候也又有傷風寒時疫病中不寐此為心不安也熟睡為佳兆若眠過不醒反此非善候又有病後虛未復舊而夜不寐者此亦心不安也若夫年高人不寐者非病此即老境常態非甚惡候雖長壽人亦有之則不

可必定爲疾也。後世醫書專主痰因，不足取也。證治要訣云：痰在膽經，神不守舍，令不寐。又云：膽涎沃心，以致心氣不足等是也。古今醫鑑、萬病回春並剽此論，其餘皆然。

戴思恭曰：大抵驚悸、健忘、怔忡、失志、不寐、心風，皆是膽涎沃心，以致心氣不足。見證治要訣。此言稍近焉，而謂膽涎沃心、心氣不足者，不免醫家之固陋也。蓋此六項俱是癇證之枝葉，而失志、心風直是狂癇之別名，怔忡即

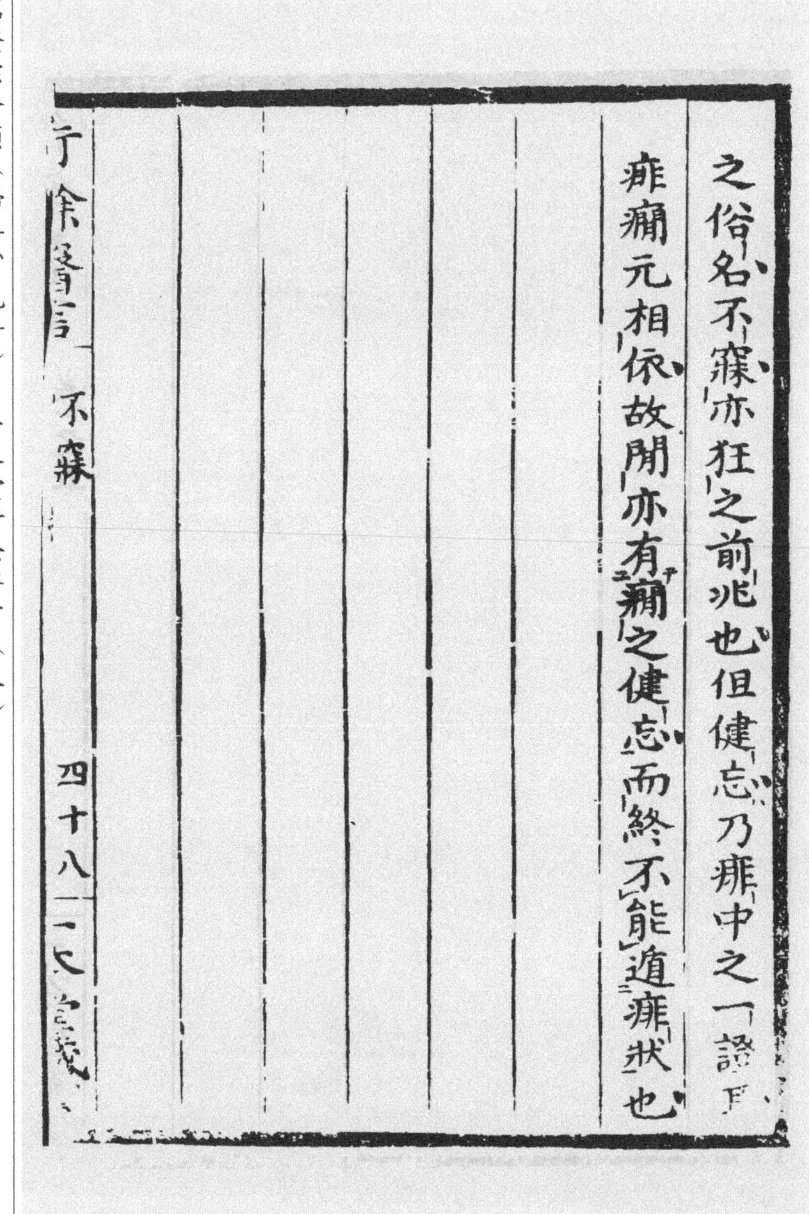

之俗名不寐亦狂之前兆也但健忘乃癖中之一證耳
癖癇元相依故間亦有癇之健忘而終不能遁癖狀也

食醫言　卷之五　一　才堂藏

## 悸

悸者心動也後世醫家謂之怔忡為係俗義蓋以心中躁動慌亂不安惕惕焉如人將來捕促驚然而心中跳躍如有欲歇之狀謂之怔忡元是後世俗間之稱呼竟非正義故諸字書不詳其說古謂之悸此正義也素問氣交變大論云煩心躁悸古人或併稱驚悸然而驚者其形之見乎外也悸者其意之在乎內也固是表裡之證而非同事而悸者今日癇人之所必多有也此亦癇中之一候耳後世或曰憕忡或曰

心忡或曰心忪或曰忪悸皆世俗之所稱不可用也
證治要訣云憕忡久思所愛觸事不意虛耗真血心血
不足遂成憕忡俗謂心忡脉亂是也又云憕忡即忪悸
也忪悸與驚悸若相類而實不同驚悸者因事有所驚
而悸忪悸者本無所驚常心忪而自悸焉得無辨此說
非也此以驚悸為一云爾由不知驚即驚駭外動悸即
心跳內動也如王肯堂亦同
證治準繩云悸即怔忡今歷觀病狀則二證少有分別

## 心悸 出素問遺篇本病論

悸則心中微動如恐如驚怔忡則心胸振築莫知其來忽爾寧寂寞莫知其去甚則頭目眩暈神氣若浮蓋悸之重者也如其所謂怔忡者即悸之事何分别之有成無己曰悸者心忪是也築築惕惕然動怔怔忪忪不能自安者是也心悸之由不越二種一者氣虛也二者停飲也其氣虛者由陽氣内弱心下空虛正氣内動而為悸也其停飲者由水停心下心為火而惡水水既内停心不自安則為悸也又有汗下之後正氣内虛邪氣

交擊而令悸者與氣虛而悸者則又甚焉又飲水過多
水飲不爲宣布留心下甚者則悸出明理論此以氣虛與停
飲爲悸之因然而停飲固當爲悸猶癥之成根爲悸也
但氣虛則由發汗吐下而內癥從以動爾
素問云心澹澹大動胷脇胃脘不安至真要大論
傷寒論云脉浮數者法當汗出而愈若下之身重心悸
者不可發汗當自汗出乃解又云發汗過多其人叉手
冒心心下悸欲得按者桂枝甘草湯主之又云太陽病

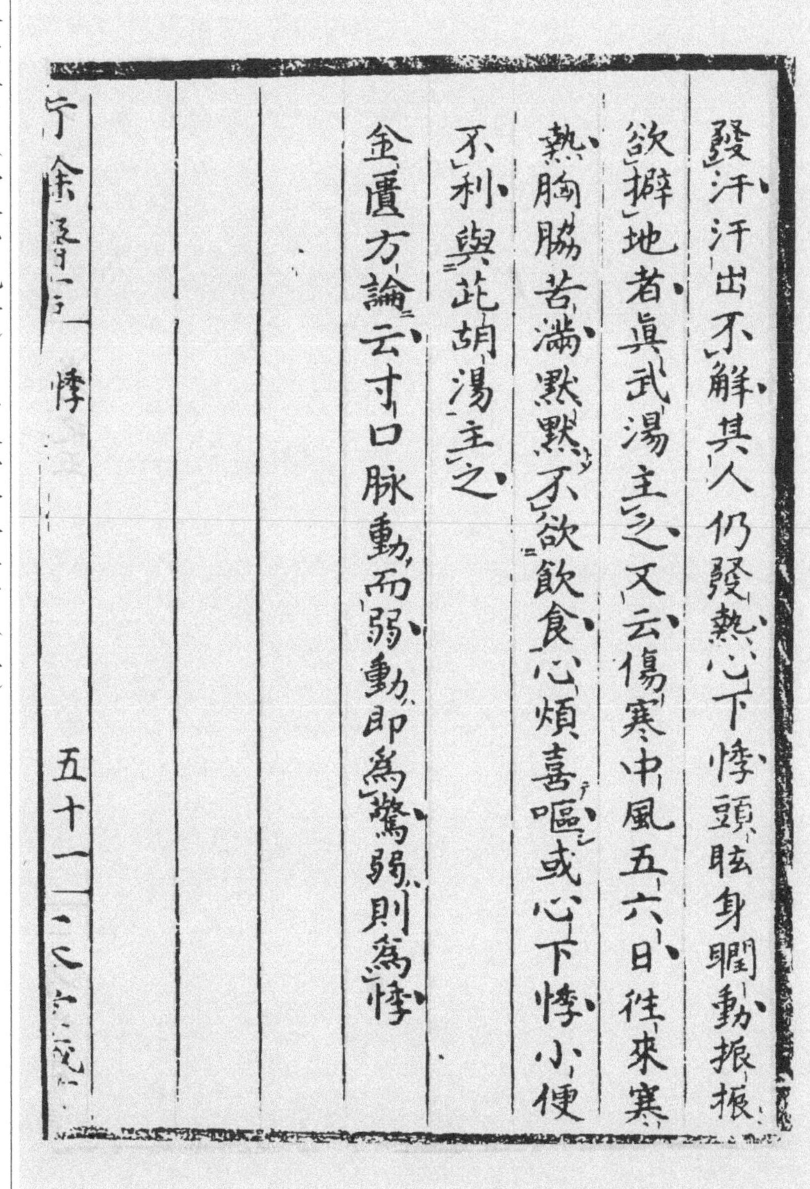

發汗汗出不解其人仍發熱心下悸頭眩身瞤動振振欲擗地者眞武湯主之又云傷寒中風五六日往來寒熱胸脇苦滿默默不欲飲食心煩喜嘔或心下悸小便不利與茈胡湯主之

金匱方論云寸口脉動而弱動即爲驚弱則爲悸

## 附字辨

癇者閒也是病動則見種種證候靜則恬如平人乃有病閒也故从閒謂之癇猶因顛倒不省人事故从顛謂之癲也如是則癲癇俱從係字之義或曰癇者簡也即論語所謂狂簡之義按孔安國曰簡大也又皇侃曰簡踈大無細行也又曰簡略之行康熙字典云慢忽之謂簡孟子是簡驩也疏簡略不禮也簡傲簡略踈大慢忽皆有癇氣味亦通驚者以如有所驚恐之狀故謂之驚

非因驚而發也狂者變常亂失本心故謂之狂又作㾓
正字通云內經本作狂又徐春甫曰狂則孔子所謂狂
狷者之狂也靈樞曰狂病始發少臥不饑自高賢也自
辯智也自尊貴也故曰狂者進取志大而大言者也前
謂狂言如有所見斯得之矣見古今醫統非也孔子所謂狂
者只言志大耳非言迷亂失本心也猶隔一層非醫人
所知也
悖說文心動也正字通一作痵怔康熙字典云揚子方

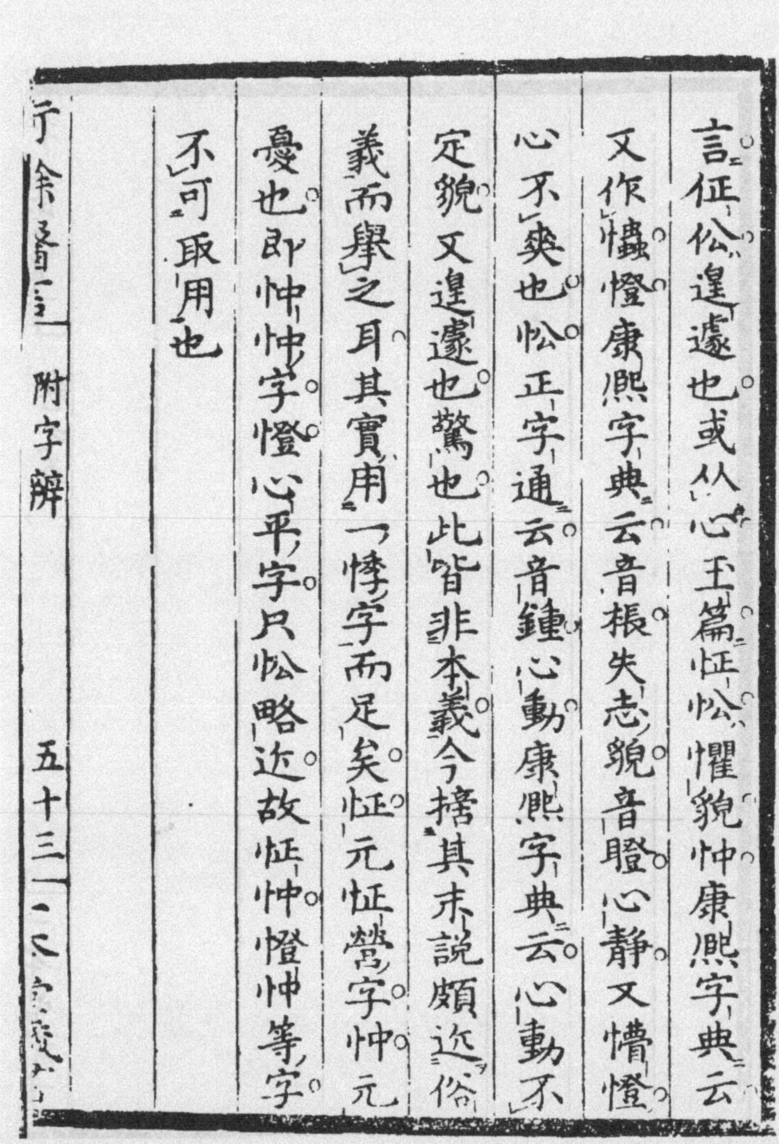
言怔忪遑遽也或从心玉篇怔忪懼貌忡康熙字典云又作愯憕康熙字典云音振失志貌音瞪心靜又懵憕心不爽也忪正字通云音鍾心動康熙字典云心動不定貌又遑遽也驚也此皆非本義今捨其末說頗近俗義而舉之耳其實用一悸字而足矣怔元怔營字忡元憂也即忡忡字憕心平字只忪略近故怔忡憕忡等字不可取用也

行餘醫言　附字辨　五十三

仁齋醫書
卷之五

# 一本堂行餘醫言卷之六上

香川修德太沖父 著

## 黴瘡（黴謨杯切 音枚） 附 下疳 便毒 膿淋 囊瘡 結毒 發漏

黴瘡下疳便毒本是一證而非別疾或有下疳而發黴瘡者或有便毒而黴瘡發者或有止下疳者止便毒者或有止黴瘡者或有二證三證齊發者此由三證元是一病也蓋下疳者黴之發陰莖者也便毒者黴之發腹腿合縫之

也黴瘡者黴之發全身者也今使逐條別說得知明白

黴瘡者瘡生頭面手足腹背或痛或痒或無痛痒膿汁有

有不出大小圓扁不等增展浸濕臭穢潰爛久遠毒深

法成頑瘡結滯于一身之大關節肩肘腕腰膝膕等處

至屈伸行坐不便腰足萎脫遂為廢痼慎勿用薰方嗅藥

水銀輕粉外敷速愈之法苟誤用之則伏為結毒蒸成發

漏證狀多端名呼隨異而此瘡稀於古時而盛於後世稽

考古稱唯有陰瘡一名可據然不可的知其瘡與今所患

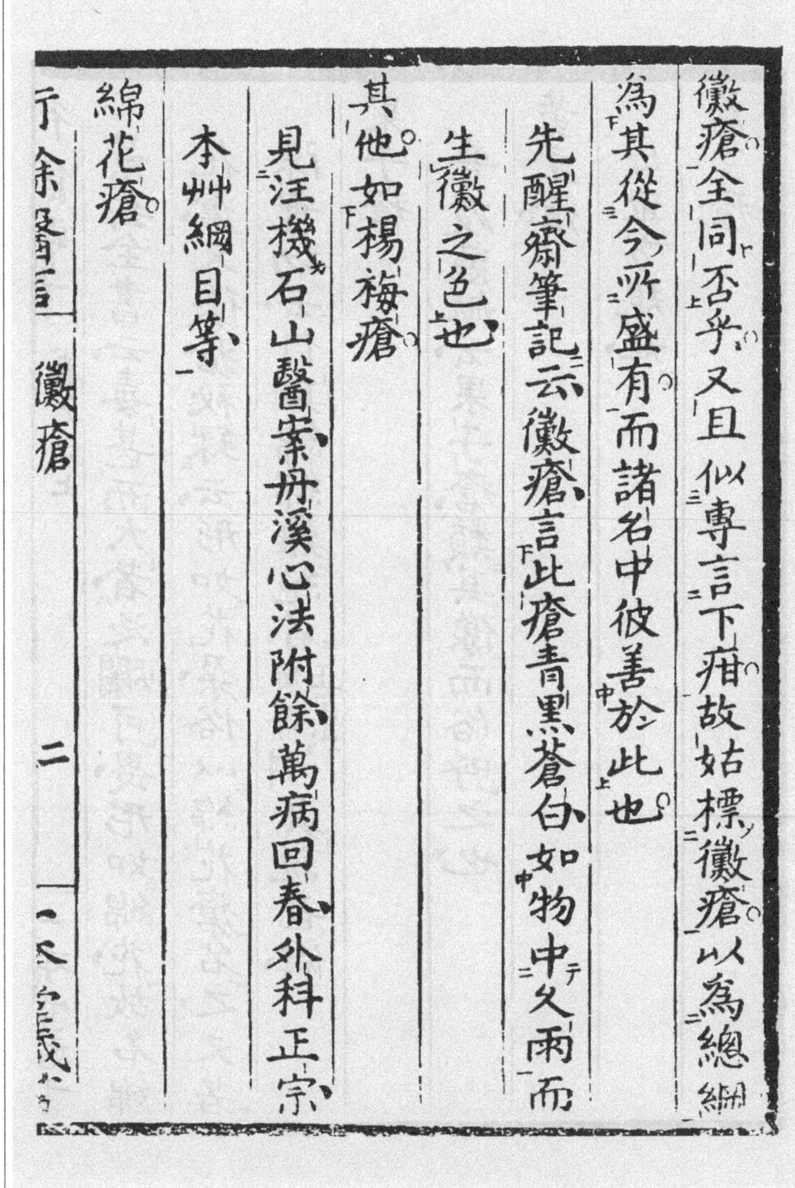

黴瘡全同否乎又且似專言下疳故姑標黴瘡以為總綱爲其從今所盛有而諸名中彼善於此也

先醒齋筆記云黴瘡言此瘡青黑蒼白如物中久雨而生黴之色也

其他如楊梅瘡

見汪機石山醫案丹溪心法附餘萬病回春外科正宗本艸綱目等

綿花瘡

行餘醫言　黴瘡　二　一本堂藏版

景岳全書云毒甚而大者必爛可畏形如綿花故名綿花瘡又黴瘡秘録云形如花朵俗以綿花瘡名之又若陳實功云自期綿綿難絶者出外科正宗其説甚僻

果子瘡

普渡慈航云果子瘡類其像而俗呼之也

黄豆瘡

出衆方規矩

葡萄瘡

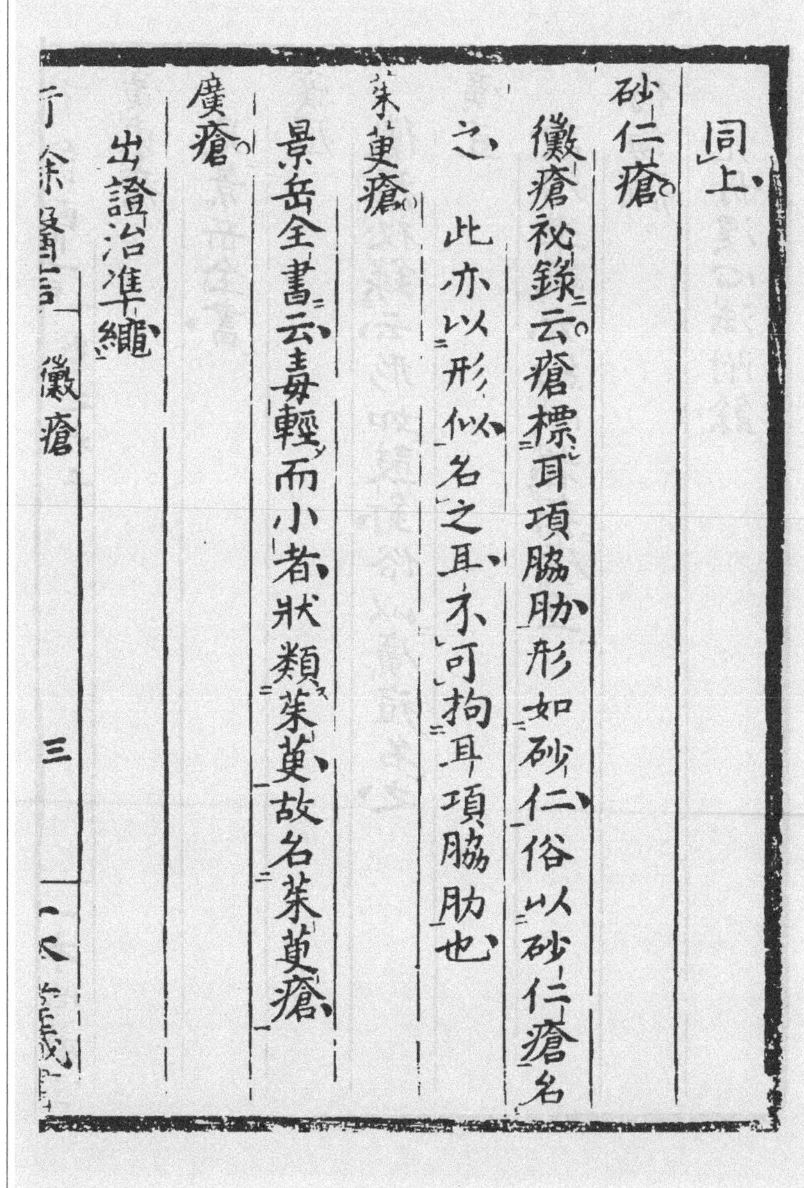

同上。

砂仁瘡

黴瘡秘錄云：瘡標耳項脇肋，形如砂仁，俗以砂仁瘡名之。

此亦以形似名之耳，不可拘耳項脇肋也。

茱萸瘡

景岳全書云：毒輕而小者，狀類茱萸，故名茱萸瘡。

癭瘡

出證治準繩

廣東瘡

見景岳全書。

廣瘡

徽瘡祕錄云形如鼓釘，俗以廣瘡名之。

廣豆

證治準繩云細小者稱廣豆。

楊梅癰

見丹溪心法附餘。

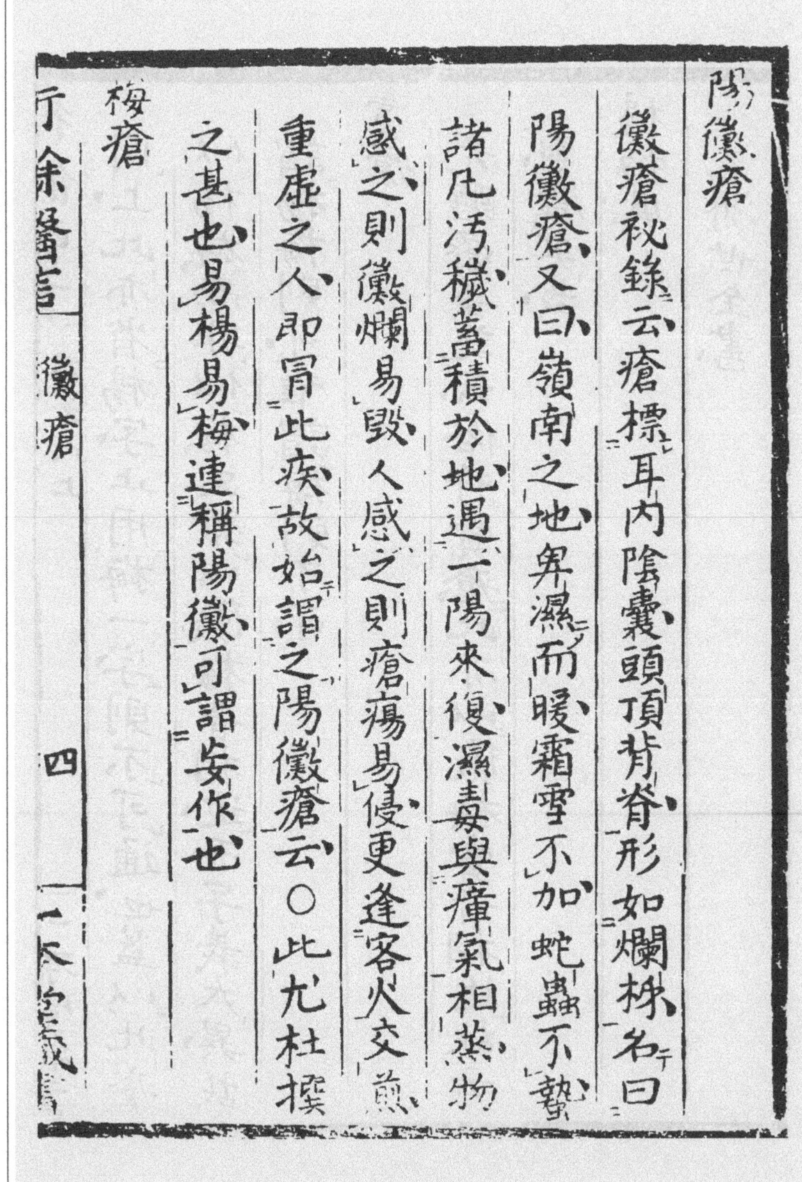

陽黴瘡

黴瘡秘錄云瘡標耳內陰囊頭頂背脊形如爛柹名曰陽黴瘡又曰嶺南之地卑濕而暖霜雪不加蛇蟲不蟄諸凡汚穢蓄積於地遇一陽來復濕毒與瘴氣相蒸物感之則黴爛易毀人感之則瘡瘍易侵更逢客火交煎重虛之人即冒此疾故始謂之陽黴瘡云○此尤杜撰之甚也易楊易梅連稱陽黴可謂妄作也

梅瘡

同上。此亦省楊字，止用梅一字，則不可通也。蓋以此瘡似楊梅，而非似梅，又雖以黴梅音相近，而字義大異，故謂楊梅則可，唯謂梅則不可。

賣瘡

先醒齋筆記云：俗呼賣瘡。此亦以黴梅賣音相近故云爾，濫矣哉。

楊梅風

見濟世全書。

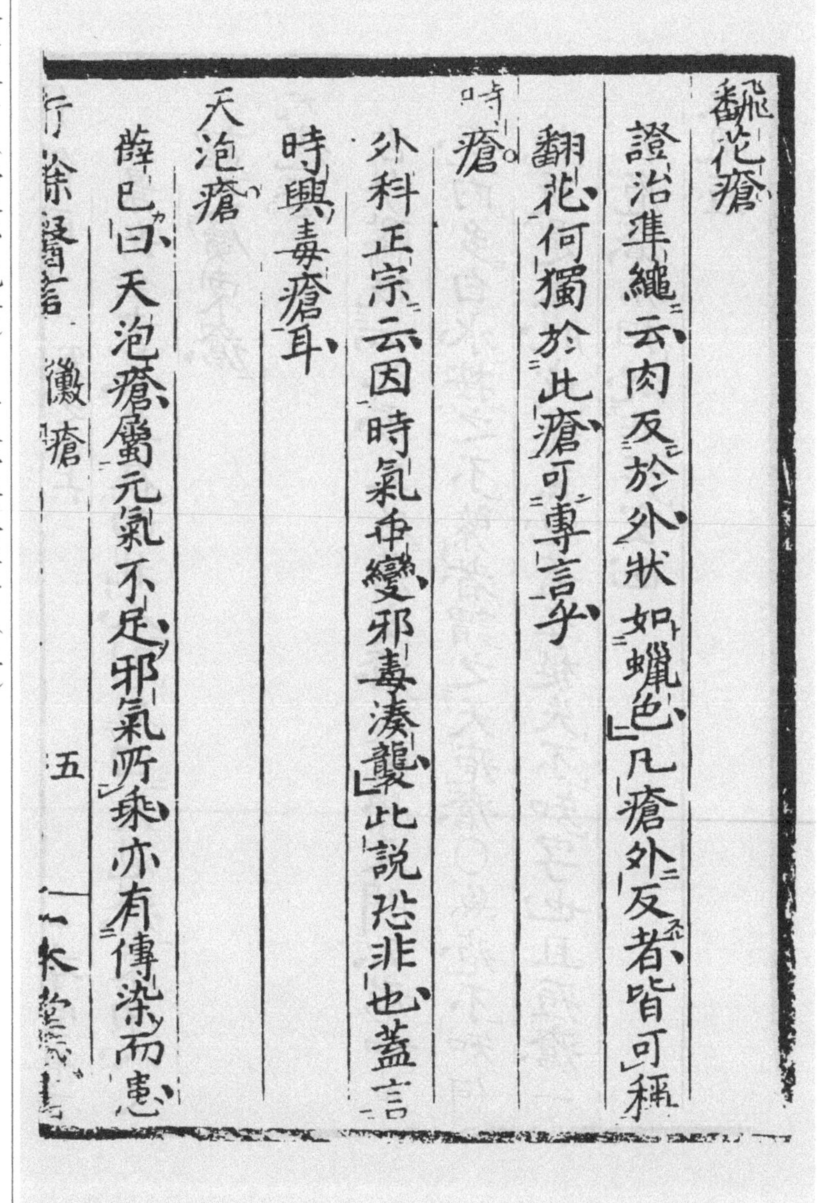

飜花瘡

證治準繩云肉反於外狀如蠟色凡瘡外反者皆可稱

翻花何獨於此瘡可專言乎

時瘡

外科正宗云因時氣乖變邪毒湊襲此説恐非也蓋言

時興毒瘡耳

天泡瘡

薛已曰天泡瘡屬元氣不足邪氣所乘亦有傳染而患

又景岳全書云其在西北人則名曰天泡瘡東南人又謂之廣東瘡

天疱瘡○

古今醫統云北方又名薄皮瘡又醫學入門云形如魚疱內多白水按之不緊者謂之天疱瘡○魚疱不知何物疑是魚胞或是魚泡蓋李梴失不知字也且痘瘡一名疱瘡亦相混非丞空也

大風痘○

醫學入門云形如鼓釘黄豆者多生滿面謂之大風瘡

大麻風。

又云有呼楊梅爲大麻風者以理推之形如楊梅焮紅濕爛痒痛多生乳脇（）以上二名與癩混亦不可用

癰。

又云失治久則風毒深入經絡挾濕而成頑癬或氣血虚敗而成漏或誤服輕粉水銀及不遵禁戒而成風堆腫爛流膿出汁謂之癰病至於此亦有蝕傷眼鼻腐爛

玉莖拳攣肢體與癩無異○此以壞至膿爛謂之癰者尤可謂妄濫矣

癘瘡

壽世保元云夫癘瘡者一名楊梅瘡因形相似乃氣受之故堅實凸起

癘風

普渡慈航云楊梅瘡者一名癘風（以下三字同上）十有○此二名全與癩同李梴龔廷賢俱是妄作蓋此證雖偶有似

相似者而元自不同何可相混乎○右大風瘡以下五名杜撰特甚固不足取

大槩外瘡之發出者最是喜事何也蓋元氣健運排托有力故以瘀血惡汁無地容身盡浮外面發出爲瘍不須假他藥餌之資猶且用雞肉及卵或鮮魚肥肉糯餈辣茄等以助外發勿令內陷故瘡快發而能食者不藥而待痂自落此至良法也猶灸瘡膿盡則肌肉生而痂自落也若夫毒深膿多潰爛甚久者預兼服解毒藥則毒氣自二便瀉

下而內外無遺策矣世醫無知反謂肥肉為發瘡毒物禁之不使餌食何其謬哉其又最下者淡食素養內氣日衰瘡必內陷却為終身結毒殊不知發瘡之物皆是滋味助元氣益新血不令惡血瘀汁留滯潛匿最是上好之品耳試使無黴氣人食之亦能發瘡則決可黴是毒物也而今無黴氣人食之曾無瘡外發則知其物已非毒而其發瘡也固是有黴氣之人而非無瘀血人也彰彰而明矣觀之可以見其禁之者之無見識也但其間謹飽食絕之

俟氣映瘡瘥可也勿以非死證而輕視之竟成癈痼以抱終身之苦也

下疳者謂下部陰莖生瘡疳蝕也夫下疳之為病也在陰莖頭口左右上下生瘡或如細粟粒或如豆粒或赤爛或陷蝕或痛或不痛或痛痒相半有腫有不腫或皮腫如水泡或寒熱溺澁而後漸漸侵蝕膿汁淋漓潰爛虧損終失陽物又瘡著龜頭後凹處者尤多又有天生皮包陰莖若猶小兒之朘之雀頭也其包裹之淺者露龜頭十之二三

深著至全頭隱沒僅見馬口故若人之患下疳也皮囊蒸熱潰爛難乾所以最難治也間有爛失陰頭獨存外皮若證狀多端若患不同古稱陰瘡者大為近焉而古今人異風氣亦隨而不同故所患較致不一耶今舉古稱略資考檢但古所謂陰瘡多屬婦女在今日則男患至多而女病甚稀何古之婦人深者多而今之女子患者少耶尤可怪也此所以古所謂陰瘡與今所有疳瘡同異多少難決為一非無可疑也

素問云陰中迺瘍隱曲不利互引陰股至眞要大論、

金匱方論云少陰脉滑而數者陰中即生瘡陰中蝕瘡爛者狼牙湯洗之

神農本艸云陰瘡蝦蟇條

名醫別錄云男子陰瘡孔公孼條、又云女子陰瘡龜甲條、

神農本艸云陰蝕五色石脂、五加皮、蚕休、蝟皮、龜甲、鼈甲等條、陰蝕惡瘡礬石條、陰蝕不瘳營實條、陰蝕腫痛烏賊魚骨條、陰傷蝕

瘡、蘗木條、婦人陰蝕石硫黃條、女子陰蝕瘡石膽條、女子陰蝕見羊蹄、淮木等條、名醫別錄云、陰蝕龍骨條、婦人陰蝕土殷孽條、女子陰蝕孔公孽、萹蓄等條、

通考以上諸條、陰瘡者男女可相通稱、而陰蝕者專屬婦人甚明矣、且觀肘後方云、陰瘡有二種、一者作臼、膿出、曰陰蝕、二者但赤作瘡、名爲熱瘡、千金方外臺祕要所引必效方云、陰瘡、陰邊如粟粒、生瘡及濕痒、崔氏方張文仲方俱云陰蝕等、所云雖不分男女、而古今渾

驗云婦人陰蝕苦中爛傷由是推知古所謂陰蝕者係婦女而齊德之外科精義李梴醫學入門以為一種下疳者非也○又按陰瘡肘後方云男子陰瘡女子陰瘡又病源候論千金方俱云男女陰瘡外臺秘要所引必效方古今錄驗以下皆同

下疳之名亦從後世通稱或云下疳瘡亦可也由其陰瘡難專一決為下疳瘡也

按千金方有疳瘡字又外臺秘要婦人陰蝕及疳方門

中有崔氏療痔方其他皆係後世稱呼

若夫妬精瘡

千金方云夫妬精瘡者男子在陰頭節下婦人在玉門内並似疳瘡作臼

臊疳

儒門事親云凡下疳久不愈者俗呼曰臊疳

恥瘡

醫學綱目引朱震亨云

血疳

見仁齋直指、

濕陰瘡

外科精義云、夫陰瘡者、大槩有三等、一者濕陰瘡、二者妬精瘡、三者陰蝕瘡、又曰、下疳瘡、濕瘡者、風濕相搏瘙痒成瘡、浸淫汁出、狀如疥癬者是也、妬精者、由壯年精氣盈滿、久曠房室、陰上生瘡、赤腫作害、妨悶痒痛者是也、陰蝕瘡者、經絡痞澁、氣血不行、或房勞洗浴不潔、以致生瘡隱恐不醫焮腫尤甚由瘡在裏措手無方疼痛注悶或小便如淋陰肉腫痛是也或經十數日潰爛血膿肌肉浸蝕或血出不止以成下疳又證治準繩云男婦陰部濕淹瘡

楊梅瘡

出丹溪心法附餘

蠟燭發

古今醫鑑云下疳陰頭生瘡腫痛一名蠟燭發

陰頭癰

見千金翼方、

陰頭瘡。

出醫學綱目、

陰瘡。

見本艸綱目、燈心艸條、

蛀瘡。

出先醒齋筆記又醫林集要有瘡字、

下注瘡瘡。

出丹溪心法附餘

小便注桿甘瘡

見證治要訣

玉莖蛀桿

見救急秘傳方

蛀幹瘡

見赤水玄珠

蛀梗

黴瘡祕錄云爛去陽物名蛙梗或爲卷心蛙疳瘡。又云前陰發且腐至根。獨脚楊梅瘡等皆濫名也。又云陽物生瘡如楊梅堆滿狀如鼓搥他處不生者。爲獨脚楊梅瘡。又小兒患此證者。此由其父母傳疹所致也。見千金方云小兒陰瘡又外臺祕要所引備急方云小

兒疳瘡又小兒疳濕瘡又本艸綱目石綠條引集玄方云小兒疳瘡○按醫書稱小兒疳者多以濕爛疳蝕皆爲疳與下疳大異見者須詳辨焉

蓋原其所因皆本於人身軀殼中瘀血也既有一滯瘀血則正血漸漸傳染猶濁水混清流也始但滯竄軀中隨血隧而上下以後竟流留于體中陰濕之地成瘡疳蝕矣[illegible]於乳抱者間亦有之王肯堂曾言之如是宜哉見準繩夫芽兒之爲體也皮膚柔輭薄弱如繭綿如鷄雛如[illegible]

餈而乳母有黴氣者乳之抱之匪朝維夕時時刻刻襁
無間是以黴氣漸染浸透終為此證之根基或當有之不
可謂無是事也又有男人愛兒者每懷抱之和和弄戲兒
穉於懷中煦煦黴氣漸染兒身亦為病根此亦偶有之事
也又因宿娼感氣傳染者無與注兒異而非留宿青樓者
俗然此因其身中固蓄瘀血同氣相感而生也譬如用縫
獨近火已近火也忽輒引光發焰此由有硫黃也若用無
硫木片近火則未嘗出光發焰硫黃猶瘀血也以音瘀血

襯彼瘀氣。其傳染也，速於焠兒引火。若夫無瘀血者，雖旦暮在花柳中淫戲，而間有亦不染者也。又有無外傳而自發者，此由其體中所固有之瘀血而獨自發也。若陳實功所謂男女陰器不淨，慾念猖狂，房術秘精三等而成者，見外科正宗。亦間有之。若謂此證全由是三者，則非也。近世醫籍多邪淫慾火，非必皆然。但觀當時流俗，患是疾者，悉皆由合妓女而得之。非徒下賤土妓，雖高品上妓，亦皆有之主人既受之於妓遂傳之於其妻妾故雖良家妻妾亦莫不皆罹此苦且其妻妾之或去或寡者再成仕女抱衾於高貴之閨閤又傳之於王公之體故王公大人亦皆多染是患況其淫瀆犯禁遊青樓者乎又有淫兇犯戒者固不須言若清流之良怖冥罰堪忍女犯肉食者却亦愛著男娼傳注甚多嗚呼異矣哉今之世也貴賤男女老少滔滔通病無所往而不為黴人而有世之不審考察之徒偶診王公浮腫之疾每自疑似望洋終不辨是何疾者此皆係

黴氣結毒之所爲者居多。但以其無素。故不知耳。孰斯術者須加三思焉。

王肯堂曰生於竅口爲下疳瘡今但生於陰莖者皆爲下疳、姑從之、出證治準繩、此拘説也凡下部疳蝕者皆可謂下疳、何止陰莖哉、況又男女可通稱下疳乎泥亦甚矣、

便毒者。謂小腹腿胯合縫之間。結核發瘡也。其爲狀也、結核成腫。大小圓扁不齊。或大痛。或微痛。赤腫焮熱。或惡寒戰慄。然後大發熱。已潰。如魚口。膿血臭爛。久難收口。但其

焮赤甚痛，腫上軟者膿潰早；若痛輕赤色淺，腫上鞕者潰發遲。方其初結核也，世多好議內消，大非也。殊不知其已結核，元是瘀血濁液之所凝聚，理當排毒拔穢，何欲解散耶？縱使僥倖退散，必更在別處滯聚成竄，不發者鮮矣。不幸內伏後成結毒者比比而有，皆由好內消速愈之所致也，可不畏乎？但以聚毒發瘡，導取膿穢爲佳。大凡諸瘡腫皆宜灸，特便毒初發大忌灸，何也？以必多消散也。若世之求速愈者，初發灸之，必多消散，加之外傳內服，俱主消散

之藥皆是面諛容悅之爲而決非排瘀拔根之術醫人衒
内消之術病者喜内消之方舉世滔滔皆是也可深悲哉
殊不知其内消者出去軀殼之外耶抑亦徒退其位仍移
别處耶若出去身外則極佳事也雖然其内消也非汗非
吐非下非利小便則徒去其處反潛竄體中不順之地終
成結毒前後表裏頭面手足腹背筋骨疼痛發漏缺陷强
直萎輭諸患竸興終身不可根治不可不畏又大畏也婦
人在兩拗或左拗或右拗聚毒腫痛即是便毒無復異器

小兒亦間有之必是遺毒蓋便毒之稱亦甚鄙俚且義不明白薛己徐春甫並云於不便之處患之故也見薛己醫案及古今醫統此元出張從政儒門事親非也凡體中不便處豈獨止於是乎不通甚矣或云近小便處結毒故也此亦鑿矣此是下俚俗稱固無深義曾欲擇一佳名換去之無稱可從故姑用通呼耳按便毒自宋末稍稍言之如楊士瀛是也

仁齋直指云便毒連連作痛更不腫起名曰陰毒

若夫便癰。

儒門事親云夫便癰者乃男子之疝也俗呼為便癰言於不便處生一癰故名便癰也便癰者謬名也難素所不載也吁素難所不載何止便癰雖楊梅瘡下疳亦然張從政漫致貫辨者也

魚口。

古今醫鑑萬病回春等俱云又古今醫鑑又云魚口瘡此以瘡發似魚口故名之耳而陳實功云左為魚口右

為便毒者（見外科正宗）大非也何以左右分名之為

骻馬癰

萬病回春云便毒又名骻馬癰（骻字書皆無恐胯字之誤）

騎馬癰

見外科正宗

騙馬墜

醫學綱目云垂珠左右兩處起癰為騙馬墜初起大小

不定此處徹實皮肉薄紋縻口亦難合此瘡發內股與

陰囊之間者也又云交襠一處近稜線上亦爲騙馬墜

防漏

横痃

醫林集要云便毒婦人横痃即血疝也又種杏仙方云

腿便疙瘩一名横痃又出外科正宗秘方集驗本艸綱目所引陸氏積德堂方樓雞條

[illegible]痃

見薛己外科樞要又出十六種婦人良方補遺婦人[illegible]

痃俗名痞子

横眼○

膂府禁方云魚口横眼疙瘩疼痛

一石米瘡○

證治準繩引薛案云俗云一石米瘡此言百日後可愈也又赤水玄珠云俗名石米瘡

血疝○

儒門事親云便癰者血疝也○古今醫統外科經驗良方證治準繩等皆以便毒血疝爲一而今醫以爲二證

可謂迷矣此雖本於張從政論七疝而論中血疝下云俗名便癰則似非張之誤矣而欲多疝類妄入是證則張亦無所遁罪也今時醫人知世人忌便毒名陰識其便毒而陽云是血疝若是者可惡亦可笑也

外疝

見外科正宗

露痶

證治要訣云露痶名為羊核按本艸綱目當瀹附方云

露岐便毒而其下引證治要訣今考之則要訣無便字又非岐字又鰾膠附方便毒腫痛其下云戴氏治露𤸷即羊核又醫學入門云路岐些小跨襠間又醫林集要云便癰又名路岐又名便毒又云𤸷襠又云下𤸷瘡又醫書大全云偏癰俗名魯氣由是觀之則露𤸷露岐路岐魯氣依音近相通呼之耳又醫學入門云小兒患之多因食積痰滯者非也○路岐固非小兒疾皆大人所患小兒止十中有一耳況此疾非因食積痰滯乎李

梃之妄特已甚矣

[疒其]癧癰

景岳全書引醫林集要云又有結核在項腋或兩乳傍或兩股輭肉處名曰[疒其]癧癰今考集要結核作癰腫而無二或字在癰疽門通治中仙方解毒生肌定痛散方後則似亦不可明為夾肢類也由張介賓易結核字則似亦今時俗呼狗兒者也當時有脚有灸瘡腫痛或足指趺踝有瘡瘍金創打撲腫痛者必在腿根近小腹之

處結核腫甚者惡寒發熱國俗呼爲狗兒又云猪兒又肩背有灸瘡腫痛則兩股下必生瘡根熱痛亦猶小腹腿股合縫結生羊核王璽所謂腋生夾胑者即是此也出醫林集要便癰條中病源候論云瘡建者亦同云人身上患諸瘡熱氣盛者陣腋痛附髀別結聚狀如瘰癧者名爲瘡建亦名瘡根也○本艸綱目無名異條多能鄙事云股陰瘰癧夾胑類皆是後人濫稱令致眩惑者然也見上○按胑四肢於義不通疑是疻字

膿淋世總稱淋疾非也審視當時患膿淋者皆是下疳瘡

也蓋下疳者陰莖外面生瘡而疳蝕故人皆易知膿淋者陰莖竅中生瘡潰爛出膿及血疼痛淋瀝幾似淋疾實非眞淋疾故人不得知耳其辨詳在癃條且熱溺撩拂竅穴瘡爛處出來則竅中自不得不刺痛此其所以疼痛澁瀝與眞淋疾不異也方其溺道竅口溜膿貼褪之時或睡中若不虞褰揭起褪去而其陰頭粘着之處破開爲創因成下疳者每多有之又觀其溺道臭膿糜爛陰莖馬口遂成下疳者比比皆然可以見其同病益明矣故吾門斷然以

此爲竅內下疳者爲是也或其竅內疳蝕甚則潰穿陰下際及會陰前後成穴出溺者每多有之此皆黴毒使然也且見曾患膿淋人後過數年多有結毒諸證則益足以徵其同疾也又有無膿而唯出血者此與血淋大相似亦是下疳此以竅內瘡未釀膿先早破裂故唯出血耳仍下疳瘡而非淋疾須深察暗算的施治法蓋以膿淋爲竅內下疳者全是吾門所發明世間未嘗有知者近來有聞此說大驚歎抃歡者以至門外君子亦有聞之暗稱奇者茍

能知此施治，則豈唯可療一國之患乎，實可以救天下之苦矣。此吾門所以不敢祕惜，而明揭以示人，欲使博施濟衆，拯困厄，亨屯難也。

囊瘡者，謂徽瘡生陰囊也。此亦與陰莖下疳不異，輕者可治，稍重者尤難愈。間有至囊皮爛盡，獨存睾丸懸露而不死者，名之曰脫囊。

出祕方集驗。

後世稱囊癰者，即是此證。蓋非真癰，倘便毒謂之便癰類也夫陰囊之為體也唯皮而已矣唯筋而已矣睪丸固筋之凝者故又曰陰筋其難愈也以無肉耶且一身中之陰濕之地瘀汁惡水之所歸有入而無出空乎毒氣難盡而不易愈也又冊臺玉案有蛙筋疳名

結毒者謂因患黴瘡下疳便毒陽耻穢惡陰素速愈多用薰方嗅藥及水銀輕粉外敷內服之劑以取暫時之快而其毒不能外發遂乃內陷伏藏結滯表裏上下皮肉筋骨關節之間者也或有差後過三二年若十餘年而見以成

害者張介賓謂爲瘋毒孫一奎以爲楊梅瘋者是也。

景岳全書云或至二三十年之後猶然發爲瘋毒或至爛頭或至爛鼻或四肢幽隱之處臭爛不可收拾或遺毒兒女致患終身赤水玄珠云楊梅瘋十年二十年筋骨風泡腫痛又云楊梅瘋○瘋字並誤唯謂結毒可也

又有浴溫泉及藥湯取瘥而後成此證者

溫泉者謂但馬州城崎瘡湯及諸州稱愈瘡者或攝津州多田冷泉類也非吾門所用溫泉也

又有其人元氣懦弱不能壯悍以外禦其毒而毒氣留滯不得發出自成痼結者又有因父母及祖父母傳遞而嬰童之間已見諸患漸至壯強始發見結毒諸證者或有本於小兒頭瘡諸惡瘡及臁瘡疥瘡陰癬膿淋痔漏而不幸變成結毒者其證百端不可縷舉今皆一一分辨以悉證狀之變。

結毒之名諸書雖存未悉其詳特外科正宗爲能言焉云結毒者薰火收遏瘡毒而沈於骨髓也又有未經薰

擦見苗未久服藥不多內毒未盡便用點藥收斂鬱遏毒氣者亦能致之發則先從筋骨疼痛日從漸漸腫起發無定處隨便可生發在關節中則損筋傷骨縱愈曲直不便發於口鼻則崩梁缺唇雖瘥破形更相發於咽喉者更變聲音發在手足者妨於行走原來苦楚一生毒遺數代情關一錯禍起百端○又丹臺玉案舉廣瘡門其下附出結毒此二書正為先得我心故表出焉

又證治準繩云又有餘毒亦名氣毒筋骨疼痛來去

定亦名濕毒筋骨疼酸乍作乍止氣毒不如結毒之名
尤當也濕毒亦不切于此證
此邦今時醫流及俗間呼此證爲濕毒者蓋本於王肯堂
見且通呼是疾爲濕或濕氣濕瘡者皆非也此證豈濕寒
之所可生乎意其說全自主張濕熱之說而來耶夫如此
則住在高山深谷河濱海涯霧露水濕之處者槩皆可患
此證而反無病者而居於通都大邑平康乾燥之地者多
罹此苦則可見是疾全是瘀血惡汁所醞而決非因於濕

也彰彰而明矣或謂二百年前此疾漸播海內患者猶稀
故世人以為穢惡疾均癩大嫌惡之是以醫人阿諛謂濕
者為俗士諱之耳本非有據而言之其後準繩等書船上
來其說遂癰云、
癰於頭者謂結毒頭痛其證頭痛如破連月不止晝夜不
寐食減身瘦或有鼻出臭黃涕日久頭痛減者世呼為腦
漏者誤矣腦豈可漏出乎若腦已漏出則無可活之理觀
今之出臭黃涕者無一人死者此由頭中至鼻之間有瘀

血惡汁留滯鬱蒸遂變成臭黃水而出鼻耳非腦漏必矣若其頭痛輕者乍作乍止或及數年不止又有頭生磊塊痛其隆起者自髮中及顏額數個累累大小不定後終發潰出膿汁難收口若痛連于目者後來多致失明但白處痛及赤腫者可治瞳子痛者必成盲可畏

痼於目者謂結毒眼疾其證目痛有血絲或如塗朱眶腫瞳人似有方棱久久釀膿潰蝕失明或有成青盲者最多今時視患青盲人多是結毒此證無術可施若頭痛連目

者多成此證
痼於鼻者有結毒鼻崩結毒鼻漏二種結毒鼻崩者其始
鼻中惡臭生小瘡山根隱隱而痛時出瘡痂或出血或出
膿血黃水或出紅鼻屎輕則鼻梁墊重則鼻全落或有鼻
孔兩邊缺蝕者或有鼻孔中隔潰失無梁浮動者又有但
腫赤似生節者結毒鼻漏者鼻出白汁數年不止其汁淫
淫漏出不止比諸氣汁甚濃比諸膿色白又有色黃者此
證世醫視其膿滴謂鼻淵腦漏者誤矣此即結毒後多有

臭氣間有無臭氣者又有汁不出鼻氣常臭者此亦可謂結毒鼻臭也此其鼻中有蝕爛處其腐穢之氣出以撲人鼻者也甚則臭聞數步之間雖無甚苦根治則難

痼於咽喉者有結毒咽瘡結毒咽嗆結毒鼻音三種結毒咽瘡者咽中腫痛或赤爛妨礙飲食下辛鹹之物則益刺痛終至咽門潰爛凹成窠臼膿汁留蒸爲瘀痛不可忍臭不可近漿藥難下漸麋漫潰旁及懸壅會厭所以咽嗆鼻音二證兼起也若不以治結毒之法治之而徒作尋常咽

痛則遲不及事飲食廢而死矣

先醒齋筆記云倪仲昭患喉癬邑中治喉者遍矣喉漸漸腐去飲食用粉麪之爛者必仰口而咽每咽泣數行下馬銘鞠曰此非風火毒也若少年曾患黴瘡乎曰未也父母曾患黴瘡乎曰然愈三年而得我銘鞠以爲此必誤服昇藥之故凡患此瘡者中寒涼輕粉之毒毒發于身昇藥之毒毒發于愈後所生子女毒深者且延及子孫若甥倘不以治結毒之法治之必死既而詢之云

父母病時果服丸藥而痊痊後曾口碎非昇藥而何今醫家恬然用之不曉其中毒之深故特明其說○凡咽喉疳蝕者有如癬狀者又有不作癬様者由馬氏只視如癬狀者未視不作癬様者故以喉癬目之耳其實癬字未全的當直稱咽疳尤爲至當但以筆記先得我心他書未嘗言及故舉存其說

結毒咽喰者瘡生會厭會厭漸漸糜爛剋蝕短小不能以掩氣道而水穀將錯入于喉門故升氣衝突以出爲咽喰

也亦喉痛聲嗄水漿不得進下炙肉搏飯類則反有間不然也若懸壅咽門爛者即與前證同結毒鼻音者毒瘡爛蝕懸壅之故也蓋懸壅者口鼻音聲之所分故閉口則懸壅前移喉息皆出于鼻開口則懸壅後遮喉息悉出于口此皆賴懸壅之為屏障而隔分口鼻兩路之限也今也伏毒結于懸壅懸壅糜爛漸漸刓缺短盡而止故無口鼻兩路之隔而喉息自溢出于鼻所以成鼻音也凡平人鼻聲者多是天性懸壅短小故耳乃知喉息分出于鼻也

痼於口者有結毒口糜結毒腭漏結毒齦爛三種結毒口糜者因伏毒發于口中糜爛焮痛黃汁常出言語飲食俱妨刺痛不安結毒腭漏者鼻中留毒下陷上腭潰開漏孔尤妨飲水以飲則溢出鼻也患此證者雖懸壅會厭無何異亦作鼻音由息自腭孔漏出于鼻也結毒齦爛者齒斷膿潰幾類牙瘠膿汁常出或至潰蝕臭不可當狀如熱傷但比之熱傷無寒熱邪證或至齦爛盡毒氣下陷穿出頤頷痛苦難堪此證多死又有齒縫常出膿汁者或上或下

或併牙齦膿蝕或有用指推齦而纔出膿者此亦結毒後來齦肉漸瘦齒早落縱不落亦多浮動不能嚼物後世謂牙齦疳蝕穿出頷顋者為骨槽風非也此不知結毒之所致而強妄命名陋哉

續醫說引癸辛雜志云劉漢卿患骨槽風久而頷穿膿血淋漓云云華人此類渾用風字甚不當也用瘡或漏字稍似竟是齦疳耳

痼於舌者結毒舌疳是也此結毒中之一大惡證多至于

死世誤呼舌疽非也其始舌痛無定所赤爛焮腫或左偏或右偏或舌頭或舌心膿蝕潰缺如剜苦不可忍或自舌頭中心破裂成兩片或二道三道裂至半或舌心潰深陷成孔穴腫大疼痛涎液漏脫日夜不止至飲食廢而死間有作癬狀者又有一人漸漸爛蝕舌盡而死者又有唯腫而不痛歷數年者此亦後至爛蝕又有舌之左右或頭或根結核小如豆大如栗漸腫不痛只舌難轉動言語蹇澁口中甚燥數年無事者此雖非舌疳後亦必爛蝕

痼於脣者結毒脣發是也其証或缺或剝有痛有不痛缺者脣爛膿水出終及疳蝕剝者始如疣目若小豆若桃棗圓扁大小不一色紫黑皮堅厚殆類贅瘤時有血走不止或為孔黄水流久年不愈者醫書稱緊脣繭脣者疑亦此毒。

病源候論云脾胃有熱氣發於脣則脣生瘡而重被風邪寒濕之氣搏於瘡則微腫濕爛或冷或熱乍瘥乍發積月累年謂之緊脣亦名瀋脣千金方亦有緊脣又有瀋脣俱不言病狀

外科正宗云、繭脣、因食煎炒、過食炙煿、又兼思慮暴急、痰隨火行、留注於脣、初結似豆、漸大若蠶繭、突腫堅硬、甚則作痛、飲食妨礙、或破血流、久則變爲消渴消中難治之證、流血不止、形體瘦弱、虛熱痰生、面色黧黑、腮顴紅現、口乾渴甚者、俱爲不治之證也、又云、脣風第明胃火上攻、其患下脣發癢作腫、破裂流水、不疼難愈、（按古今醫統云、脣緊候、撮口不能開、飲食難進、名曰瞭脣、又曰噃脣、檢字書無噃字、）

結毒

痼於耳者結毒聾是也其始耳鳴如鐘鼓如笙簫如嬰人吶喊如川流滿響漸漸細音終至無聞或左或右止偏聾者亦間有之又有始終鳴不止不至聾者又有耳雖鳴始終出膿水者此證多不聾意其瘀血結毒痼滯耳中縮括神竅故鳴猶指塞耳中掌掩耳門直作嬰鼓流水之遠韻滯瘀漸漸腫起竅路窄細終至腫滿窒塞內外不通音聲無聞而至于聾聵其人氣大上逆或眩暈音聲高大似啞子之面目或上重欲倒下輕每蹶此證尤多甚難治間黨

有耳中生痛其後或出膿水而開者不然則終不聞蓋以耳中所腫結處蒸熱成瘡破出膿水腫結消滅竅路開而音聲通也故腫結不消則塞路不開所以不聞也

癰於筋骨者結毒筋骨痛是也此因瘀血惡水結滯于周身筋骨之間隨其所在發爲痛苦故證狀極多有頭痛胸痛腹痛脇腋痛肋眇痛項痛背脊痛腰痛肩痛肘痛臂臑痛腕掌痛手指痛臀痛腿股痛膝痛膕痛胻痛足踝痛足指痛跟痛及眼痛鼻痛口痛咽喉痛陰莖痛大槩體中有

痛多是結毒須要問認精詳無致妄治其頭眼鼻口咽喉陰莖痛已見于前胸痛世多誤認心痛其狀或左或右或乳上或乳下或痛攣肩或引脇肋有中心痛者宜子細審察此證若非癥疝所為則必是結毒又有胸骨腫起者若赤腫焮痛者破成瘡出膿水終成漏膿痛亦有腫核赤痛破成發漏者其他脇肋胗項背腰脊肩肘臂腿股痛槩同此例結毒腹痛極難治其證腹底沈痛或左或右上下無定夜中殊甚遇飲熱酒喫熱食則痛頓止翌日必痛益甚

數年不愈終至于死稍輕者連綿涉年不差宜參考餘疥分辨施治婦人至尠後世稱血氣痛者間有此證肩背臂臑腕掌手指痛其毒之痼於手者也有則俱有間亦特患一處蓋肩之使肘肘之使腕腕之使指次第而然其來重在肩與肘故其痛亦多著在其證肩痛似脫不舉不能提物不能背反肘痛屈伸不便臂臑腕懈惰如萎或痛不可觸或痲痹不仁掌中熱按之則痛指痛不可撮物屈伸不利或屈而不伸或伸而不屈如癩亦有指屈而不伸與此

不同須診候分明或左或右或左右倶有傳代有腫者有不腫者或有麻痺不仁大類痱證三十内外必是結毒四十以外遂有從結毒成痱者以倶因瘀血也又與手痺大似此由今特所有手痺亦固瘀血之所為也又腰髀腿股膝膕胻踝跟趺足心足指痛其毒之痼於足者也有則倶有或特在一處蓋腰之使膝膝之使趺趺之使指次第而然其所重專在膝故其痛特多其證膝痛隱隱慘慘不可言喻起坐至難升降階石則尤痛難堪但坐則難立云

難坐此由膝之屈伸不順便也若已立則步數里之路亦不爲難者間或有之腿股内外裏心疼痛膕筋張痛腨踝跟趺上足心及指痛而不利或痛不可近手腫者脛骨突出爲墳趺肉隆起股筋隴起不腫者脚肉漸減柴瘦骨立犢鼻露出股腨削細但至終屢起坐動不易或左或右或左右俱病痼於脛骨者痛不可言後多潰漏此證亦難療風毒脚痹大類此證以亦俱瘀血也宜詳診弁腰痛多感後世醫書做腎虛者大不是但此證雖非甚痛藥力

難達故迷而爲妄搜耳不可變精一之確見也痼於皮肉者結毒發漏是也此因惡血瘀水交結于全身皮肉之間隨其所在發作漏瘡有頭發漏項頸發漏脇腋胸腹發漏背脊腰臀發漏肩肘臑臂腕發漏腿股發漏膝膕脛腨發漏內外踝趺上足底發漏諸發漏皆爲瘡瘍膿水淋漓潰作巖窟數年不瘥或痛甚或不痛臭氣不可當間有血出者多是瘀血或黑凝者

赤水玄珠云楊梅漏者是也古今醫鑑謂楊梅風漏景岳全書稱湯梅癰漏行

若發項胸腹脇背腰臀者世誤以癰呼非也此由不知結毒也頭發漏有變至髮脱落者甚者眉毛亦隨落殆見纖狀而非眞癩即是若癩證也但黴瘡是瘀血癩是腐血自有分不可錯混小兒頭瘡及項發漏多在父母結毒之遺瘀不可徒以頭瘡視發于頸頷之間者久漏難愈每見有嬰童患此證終死者必是父母之遺毒世間不知遺瘀多致呼癰或胎毒誤治者往往皆死

又有結毒瘰癧即同頸發漏世亦徒以瘰癧視之不知其

實徽毒之發漏審觀頸頰之爲體猶腹腿合縫之地位即似兩山之間溪澗狹處故瘰癧亦猶便毒予是以謂結毒瘰癧可名頸便毒者非戲言也實是發明世醫所未嘗知也但已膿潰者極難收口津液多漏後多成勞不可救也小兒頸生結核者大可畏慎不可輕視後多成勞若潰爲漏者亦致不愈每見多有此證不可救藥又脓流黄水臭不可近久久不愈手至不舉者呼爲腋漏發肘與膝膕漏瘡膿潰連年不瘥者極多脛漏亦同脛腨漏瘡膿汁淋漓

巖窟腐爛陷凹露骨疼痛不可忍者後多致死諸發漏
腰股膝膕之間者皆為廢疾不免跛躄凡臂臑踝趺發漏
六槩同例

又有結毒癱其證口眼喎斜筋惕肉瞤或左或右偏廢如
眞癱證蓋眞癱非在四十四五以上則無之若在三十內
外而癱者必是結毒或手足頭身振掉彈曳或笑或啼或
怒或恍惚全似癱證手若足偏廢不遂語言亦蹇澁但以
其結毒所為故得全治者間有之其不治者由視以為眞

痱徒用順氣散類悠悠經月日也又服水銀輕粉其毒伏結者多有筋惕肉瞤證或自足拇指及諸指瞤動上走周身或起於手指或股陰髀腸筋攣肉瞤緊皆由此毒所致也

又有結毒欬嗽其證久欬喝喝不止或有痰或無痰間有具勞狀而脉不數者即是此證此因其毒在骨肉中內攻裏面使內氣暴發逆上也有由欬吐血者其血色紫黑凝固不散或吐升許而無害意是腸胃裡面若外面肖

瘀血滯蓄皮裡爲一大泡日久蒸極泡皮爛破或裂破由欬若否忽然湧出從逆氣上出于口也此唯吐蓄瘀耳故吐盡而無害若繼以鮮血者死

又有結毒勞瘵此因結毒伏于全身鬱極蒸熱變成勞瘵或有始患下疳黴瘡時隱蓋求速愈外貼粉銀膏藥毒氣內蒸遂成勞瘵者既見勞脉細數必死證也其證午後惡寒發熱或盜汗或肌熱瘦瘠欬嗽吐痰全具勞瘵形狀者何術可治乎

又有結毒泄瀉太類疝泄此由其毒流于腸中腸氣疲弱不能分利水穀也又有數泄兼發者着腸胃罷極飲食不進則危矣

又有結毒痔漏觀今之患痔成漏者多是結毒痔元有餘之疾蓄瘀之極醞釀而成況又直腸肛門與前陰相連全身溝瀆之下流瘀汁惡水之所歸則與黴毒何異哉且在會陰之前後左右成漏孔者世皆呼為痔漏誤矣此亦盡係黴毒發漏也又有稱為懸癰者以其發于會陰及其前

後左右近處故錯認爲懸癰耳此亦黴毒所爲也診考審察自可見矣

又有結毒水脹濵考此證曾患黴瘡下疳便毒若疥癬臁瘡膿淋之人外敷輕粉水銀等悍藥或用薰方嗅藥或浴愈瘡溫泉及冷泉藥湯瘡愈則毒陷皮裏卒然全身腫脹與尋常水脹不異不善用法治則必危矣此溫泉非吾門所用溫泉如向所謂但州城崎瘡湯是也又見浴攝州多田冷泉直患水脹速死者尤多何可不慎畏而知所擇乎

又有黴瘡或發或止遂成結毒數年不愈漸變鼓脹者此證必死不可治也

又有結毒惡寒其狀只是惡寒一日數發或一日一發唯寒而無熱間有發熱者數年不瘥若調攝乖理加以房勞必成勞瘵不可治也

又有結毒上氣此由黴毒結圍周身內氣不能發越故上逆而然大凡上升之氣難輙按抑降伏故此證極難治療雖非必死而唯其上升之氣久遠不止亦為熱徑故也用

瀑布灌浴爲佳不治後多成聾成盲

又有結毒陰萎此由結毒犯陰器遂廢萎無所用也即與結毒㾫同意

又有人不覺何所因但是連月不寐無餘證者若非癥疝必是結毒後多變患頭痛或再發黴瘡者間亦有之又有人無寒熱痛苦諸證唯致心情不樂每事懶惰不好對人語言默然間坐者此亦結毒所爲但與癥癇相混以其素有癥與癇氣也又有由結毒發癇者與上證同又有結毒

動癥疝變諸證者此皆以素有癥疝而結毒外圍內氣鬱塞滯蒸遂動癥疝也結毒兼疝筋惕疼痛者至多有之不善以法治則二證俱不止也又有今人曾患黴瘡下疳便毒及結毒者後罹瘧疾則其諸毒脫然除去此由瘧熱滾動全身之血液而瘀血惡水痼滯經筋者被彼甚熱推蕩將去氣隧一新窒塞頓開通也此乃俗間所知之事而古人未嘗言到故併表為凡帶結毒人必有鬱蒸內熱故口氣常甚臭者居多大便秘結者亦多此亦由內蒸也凡婦

女患黴瘡下疳便毒及結毒發漏者比之男子較少此由其月月血汁通下瘀血惡水亦從而下無所滯蓄故也倘有患之者則其毒甚盛極難除治間有輕者非必皆然蓋以婦女輩最懷隱羞之心故每多有用外敷速愈之藥此其所以難治者每多也小兒亦有間患此疾者皆是父母遺毒須要詳察分辨不致誤治

又有由結毒致眼上皮垂下者詳見治驗又有顴皮垂下目下面皮垂下者已見數人此皆結毒古人所未言及今

人所固不知，故多致誤治。此即與上所謂結毒、瘺陰萎同意，蓋以因瘀血、惡汁之停滯，而真氣怠慢，不貫通也。須默識深察，認得病狀之真根。

凡謂結毒滯蒸發成瘡瘍，膿水淋漓者，總曰發漏。或數孔競開，或止一孔，蝕筋腐骨，臭氣特甚，瘡口難斂，數年不瘥。或有體中無少異，亦無腫痛，遽然開孔出膿者，此亦結毒發漏。以不知其所以，故世間惑而不曉，呼為無名惡瘡。或呼時毒，由其無素也。

景岳全書云瘡毒久蓄發爲瘋毒亦名楊梅癬漏或飲筋或腐骨潰爛不收最爲惡候○古今醫鑑稱楊梅風漏○赤水玄珠稱楊梅漏

若不以治黴毒之法治之徒事消毒內消悠悠度日則不誤事者鮮矣此亦所可深省察也

附字辨

黴說文云中久雨青黑字彙云物中久雨而青黑也字彙正字通並音枚說文康熙字典並音武悲切而今時槩與梅同音故四五月間梅雨又曰黴雨且是時諸物中霖雨氣皆為青黑色則空以枚音為徍蓋此疾以似楊梅為楊梅瘡以似物中雨氣為青黑色為黴瘡由此疾至後世益多有之故字韻亦以後世呼音為當此音門所以用黴字從枚音也又作黴黣僻字勿用疳與小兒疳疾牙疳之疳

並是疳蝕之義而字彙正字通康熙字典唯謂小兒食甘物多生疳病而無他義私疑此説未是何者牙疳下疳並是滯瘀發作潰蝕而非食甘之所致况小兒疳疾亦就其瘦削似蟲蝕以命名而不食甘者間亦生疳乎如此則三證義可通用故今皆定爲潰蝕之義痃即痃癖之痃與便毒無干涉橫痃名固不可用疝亦同上便毒固非疝何得作血疝乎疣字書悉無或是疣字之誤疣玉篇云腫結病也即贅疣字則爲尤近爲作疣或可言也瘨字書人名外

倶無疾病義大可疑也此固俗稱交乎其無謂也元自路岐轉來由音近而妄作耳癅亦字書皆無或是瘤字癅玉篇云皮起病康熙字典云集韻小腫雖似較近亦未爲的胑玉篇云四肢手足也肢同正韻云同肢康熙字典云集韻通作支倶非疾病字或是痕字正字通一說云痕血腫也未知然否要之痃疝瘨瘤[illegible]胑等諸名皆不可用也

一本堂行餘醫言卷之六上畢 己亥三月十二夜三讀了 梅軒 十直

# 一本堂行餘醫言卷之六下

疥 古拜切 音戒

香川修德太沖父著

疥者謂手指間生小瘡甚痒遂及周身也即邦俗所謂肥前瘡是已肥前西海道州名其始自肥前州傳來猶云廣東瘡也或以謂黴瘡爲華瘡故未至華瘡已成肥前瘡之意也大要有痒痛二樣即俗所謂痒疥痛疥是也其痒者手指間始生細粟瘡甚痒搔之水出漸延腕臂遂及周身有時苦痒則至爬搔妥頓難爲忍耐以其瘡在水分故搔

之止出水耳若搔破較滚則入血分而出血如是必覺小痛以其水出故謂之濕疥又有小瘡痒搔之白屑起皮頑厚而靭每作乾痂以其氣分故不出水若搔破甚滚徹出血水故謂之乾疥其痛者始痒瘡漸多延大如豆大小不一包膿水如痘瘡㿔赤腫起疼痛潰爛甚者與黴瘡一般或有遂成黴瘡者以其血分故出膿淋漓古云馬疥者即是也

出神農本艸柳葉條云馬疥痂瘡又見名醫别録馬勃條

此證專稱痒疾雖痛者亦痛痒相半但痛而有膿者易愈唯痒而出水者難治如其無水唯痒搔之白皮起稱乾疥者至難治有延及十年餘者若用外敷藥愈之或浴冷泉取速効者甚則直成暴水脹而死不死者陷成結毒猶黴瘡結毒諸證蜂起終身不可除治輕者至成諸結毒發漏可不愼畏乎

如攝州多田冷泉爲最及但州城崎溫泉稱瘡湯者諸州呼爲愈瘡溫泉類皆同

間有生蟲者。此其末耳。按靈樞稱痂疥。見經脉篇、

神農本艸。稱疥瘙。馬疥。痂疥。疥蟲。出石灰、冬灰、五色石脂、青琅玕、藜蘆、羊蹄、敗醬、扁蓄、牙子、莽草、松脂等、條、馬疥、見上、痂疥、見雌黃、藎草、鐵落等、條、疥蟲、見䕡茹、羖羊角等、條、云、殺疥蟲、又按草蒿、條、云、疥瘙痂痒、蜀羊泉、條、云、疥瘙痂癬蟲、鮀魚甲、條、云、瘡疥、楝實、條、云、疥瘍、水銀、條、云、疥瘻痂瘍、〇名醫別錄、及已、條、云、疥痂瘻蝕、柳華、條、云、痂疥、白及、條、云、白癬疥蟲、防己、條、云、諸

癬蝨瘡、青葙子、條、云、疥蝨、雄黃、石硫黃、鈎吻等、條

蟲、千金方云、惡瘡其大如錢、名曰馬疥者、謬名也、

病源候論稱大疥馬疥水疥乾疥濕疥

云疥者有數種、有大疥有馬疥有水疥有乾疥有濕疥、多生手足、乃至遍體、大疥者、作瘡有膿汁、焮赤痒痛是也、馬疥者、皮內隱嶙起作根墌、搔之不知痛、此二者則重、水疥者、㾦瘰如小㿈漿、擦破有水出、此一種小輕、乾疥者、但痒、搔之皮起作乾痂、濕疥者、小瘡皮薄、常有汁出、並皆有蟲、人往往以針頭挑得、狀如水內瘑蟲、水

疥又見外臺秘要所引延年論

千金方稱風疥

云寒熱瘡及風疥諸雜瘡又本艸綱目罢犬豆條云風疽瘡疥而引千金方

又云瘑疥

云瘑疥百療不瘥又云久瘑疥濕瘡浸淫日廣癢不可堪搔之黃汁出瘥後復發〇千金翼亦云瘑疥百瘡〇

按古稱瘑瘡者不知今何疾意是疥類故連稱瘑疥邪

病源候論云瘑瘡者由膚腠虛風濕之氣折於血氣結

聚所生多著手足閒遞相對如新生茱萸子痛痒抓搔成瘡黃汁出浸淫生長拆裂時瘥時劇變化生蟲故名瘑瘡又云燥瘑瘡若濕氣少風氣多者其瘑則乾燥但痒搔之白屑出乾涸拆痛此蟲毒氣淺在皮膚故名燥瘑瘡又云濕瘑瘡若風氣少濕氣多其瘡痛痒搔之汁出常濡濕者此蟲毒氣深在於肌肉內故也又有久瘑瘡候○千金方亦有燥瘑濕瘑方○千金翼方疥癬門有瘑瘡瘑疥方○外臺秘要瘑瘡久不瘥門所引劉涓

子、瘰久癘疥癬諸惡瘡毒方又乾濕癬門所引溪師方瘰癘疥方等、（癘疥元出名醫別錄、黄環條）已上皆是疥癘混擧難得分明又稱疽癘（見名醫別錄、瞿麥條）稱疥疽（見千金方及千金翼方）由是觀之、疥與癘非有大異癘亦疥類不可別立門條故今併而論之列載考證如前

久疥。

見證治準繩又千金方及千金翼方倶云久疥癬

五疥。

醫學入門云五疥乾濕蟲砂膿又云砂疥如砂子細箭萬病回春亦同○明醫指掌圖云疥有五乾疥濕疥蟲疥砂疥瘡膿窠瘡之別醫學綱目作膿胞瘡又萬病回春云疥後膿疱瘡又秘方集驗云疥瘡膿窠肥瘡

暴疥

見證治準繩

手疥

見醫學綱目

細疥瘡

出秘方集驗

牛疥

見證類本艸魚脂條云牛疥狗瘑

牛皮疥癩

出萬病回春

赤黑册疥

見本艸綱目白瓷器條

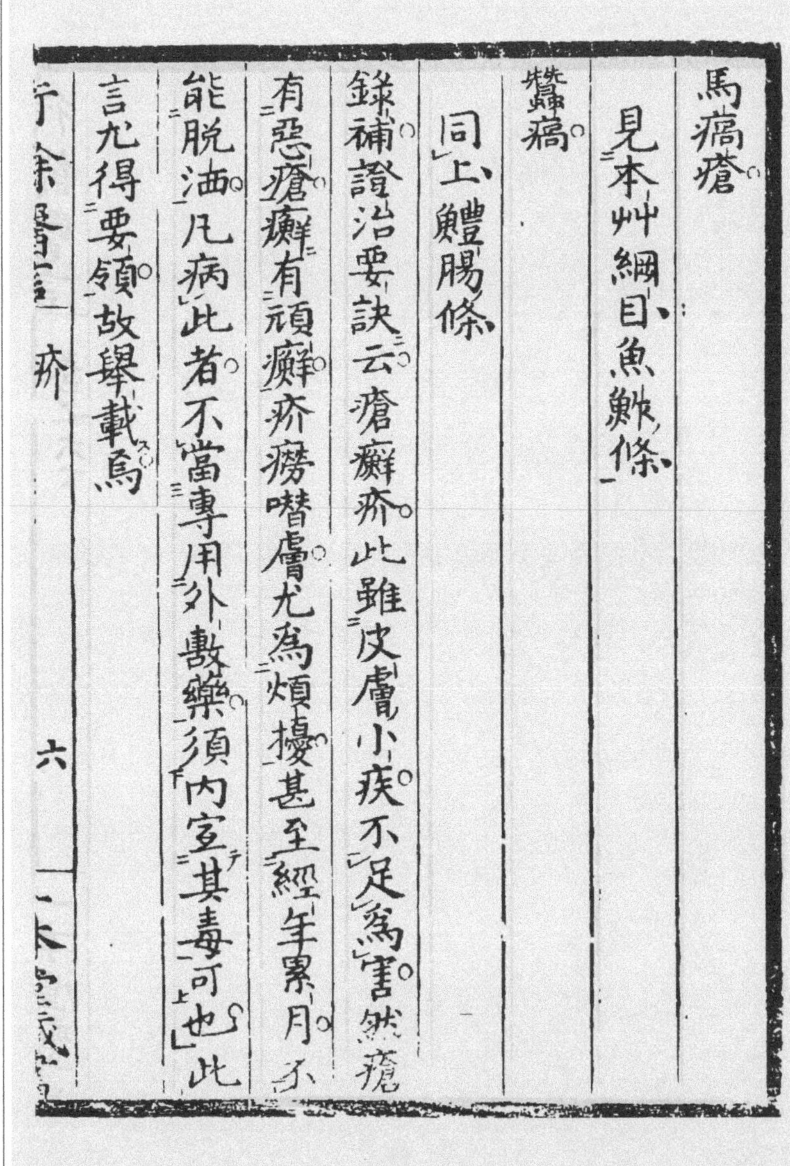

馬瘍瘡

見本艸綱目魚鰷條

蠶瘍

同上鱧腸條

錄補證治要訣云瘡癬疥此雖皮膚小疾不足爲害然瘡有惡瘡癬有頑癬疥瘙嗜膚尤爲煩擾甚至經年累月不能脱洒凡病此者不當專用外敷藥須内宣其毒可也此言允得要領故舉載焉

行餘醫言二　疥　六　一本堂藏板

行餘醫言　卷之六下　一本堂藏

## 附字辨

疥者痒疾也。故說文云搔也。（韻會舉要、韻會小補、康煕字典等俱引說文作瘙。按今說文作搔。三書恐誤。說文元有搔無瘙。）周禮天官疾醫，夏時有痒疥疾。後漢書鮮卑傳蔡邕議邊垂之患，手足之疥瘙，中國之困，胷背之瘭疽。此皆手爬搔刮之意。而劉煕釋名云：疥，齘也。癢搔之齒類齘也。可謂鑿矣。韻會舉要云：或作蚧。康煕字典云：類篇或作瘵。字彙云：𤺋同疥。正字通云：瘵𤺋並俗疥字。今皆勿用。正字通引鮮卑傳，其下云：韻會引入疥註，改作蚧，謬。

疥通作蚧集韻亦作瘵篇海別作癬並非以是爲斷極佳瘑音戈字彙云疽瘡又云秃瘡康熙字典云同瘑而瘑下云玉篇瘡也集韻秃也一曰創也正字通云瘑有戈科瓜三音方俗異讀其爲瘑創一也而皆未見有似疥義此由字書之不詳于醫事耶併考諸醫書可自知也○又按肘後方云但是腰脚已下名爲瘑此言可疑也以其與瘑瀕以下云多著手足間者異也

癬 音鮮 蘇典切

癬亦疥類癢疾也故古連稱疥癬大槩有二種一種瘡作圓文如錢形邊高中低邊生細粟瘡甚癢搔之汁出漸展連生二三瘡四五瘡大者作斜形扁形大小無定粟瘡中間有細蟲多生面頰肩項兩手間有生腹背兩脚者以其似錢形故俗呼為錢瘡此證易治一種瘡生陰股始如粟粒甚癢難堪搔之汁出或唯白屑起漸延自陰毛中及臍下少腹至臍上或自會陰左右展兩臀上腰下足遍體無

所不至皮膚頑厚色淡黑殆如牛領皮有至苦痒終夜不寐者以其陰股特多甚痒故俗謂之陰癬多著男子婦人至稀此證極難治療若困其痒急用外敷速愈藥則不徒瘡不瘥或發暴水脹或毒氣內攻致卒死者比比而有可不畏乎此證爲終身之滯患末奈之何而已矣但在其陰股始痒之時就早用藥或浴溫泉則可以免至蔓延矣既及數月者決不可治也不可不畏慎而速施療術也併舉濫名開示無益如白癜

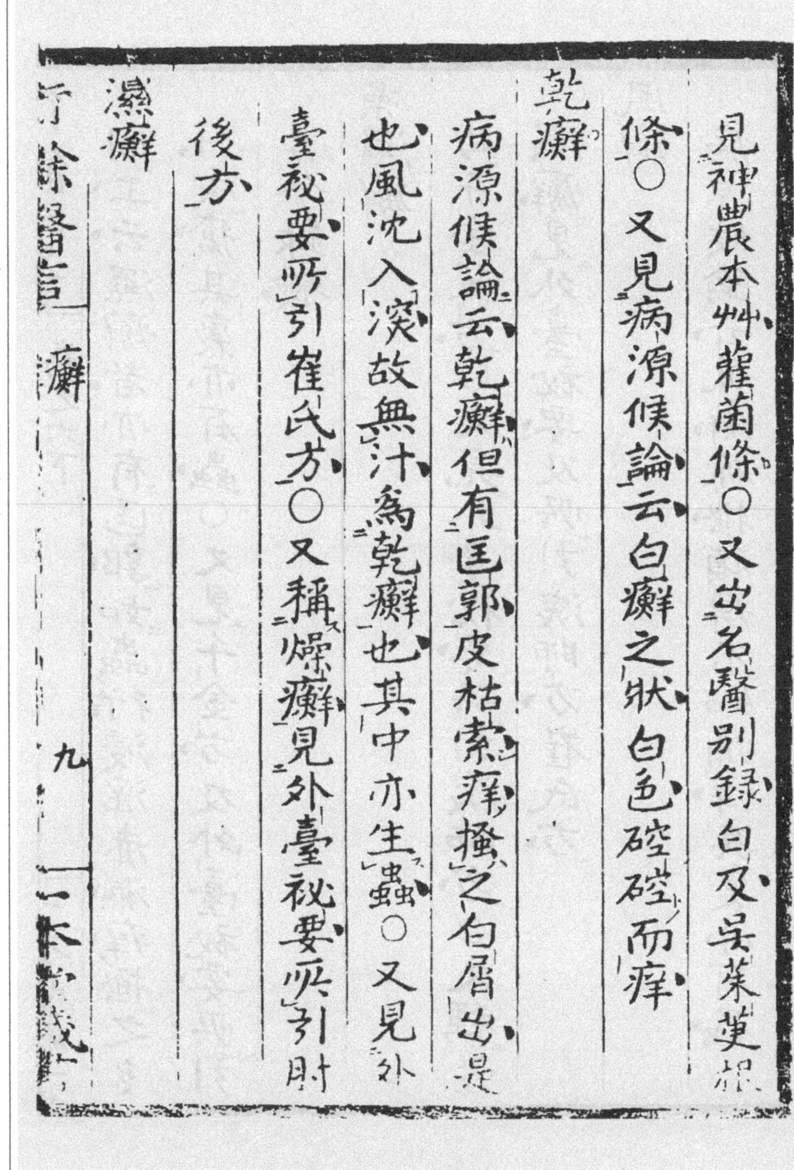

見神農本艸雚菌條○又出名醫別録白及呉茱萸根
條○又見病源候論云白癬之狀白色硿硿而痒

乾癬

病源候論云乾癬但有匡郭皮枯索痒搔之白屑出是
也風沈入深故無汁為乾癬也其中亦生蟲○又見外
臺秘要所引崔氏方○又稱燥癬見外臺秘要所引肘
後方

濕癬

同上云濕癬者亦有匡郭如蟲行浸淫赤濕痒搔之多
汁成瘡其裏亦有蟲○又見千金方及外臺秘要所引
古今録驗

燥濕癬

出千金翼方○又見外臺秘要所引深師方○又稱乾
濕癬見外臺秘要及所引深師方崔氏方

風癬

病源候論云風癬抓搔頑痺不知痛痒其裏亦有蟲

圓癬
同上云圓癬之狀作圓文隱起四畔赤亦痒痛是也其裏亦生蟲
久癬
同上云久癬是諸癬有蟲而經久不瘥者也○又出千金翼方
細癬
見千金方又出本艸綱目羊蹄條

雀眼癬
病源候論云，雀眼癬，其文細似雀眼，故謂之雀眼癬，搔之亦痒，中亦生蟲。

恶癬

出本艸綱目，莨菪條，引千金翼。今考千金翼無此名。

頑癬

同上，銅青條，引筆峯雜興方。○又見祕方集驗。

陰癬

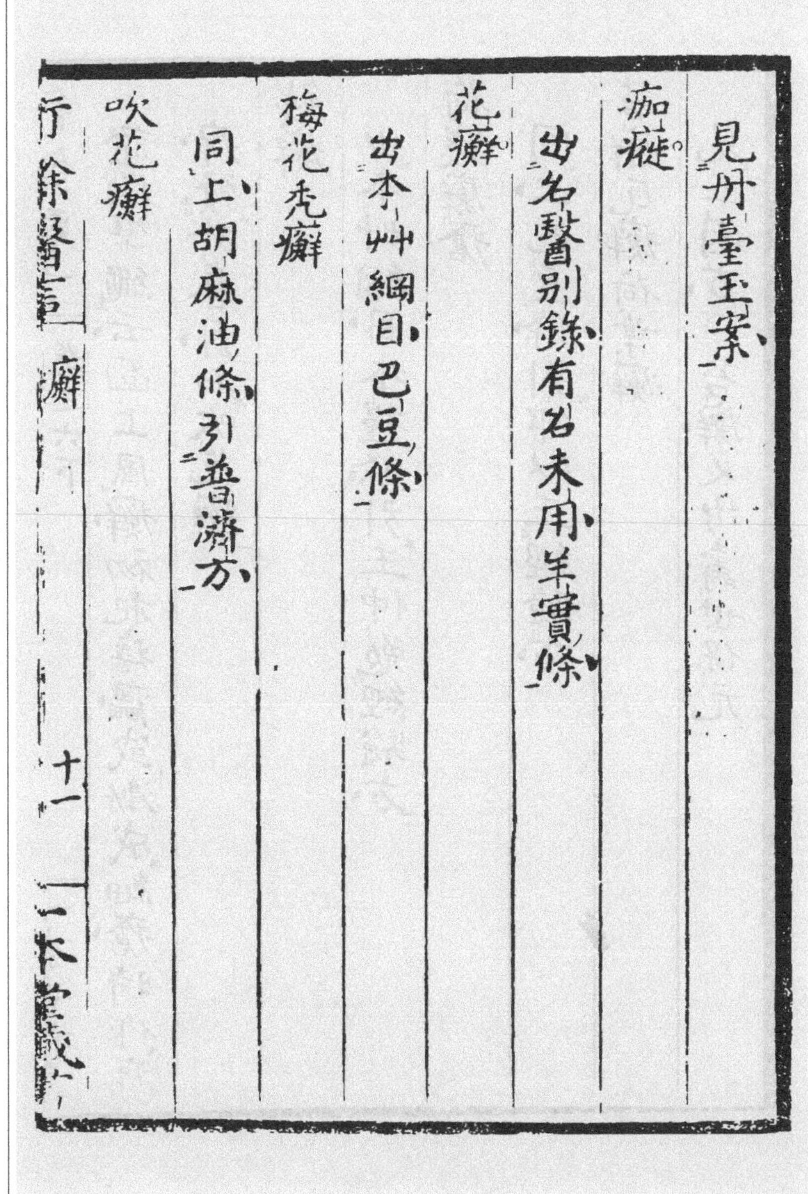

見丹臺玉案

痂癬

出名醫別錄有名未用羊實條

花癬

出本艸綱目巴豆條

梅花禿癬

同上胡麻油條引普濟方

吹花癬

行餘醫言　癬　十一　一本堂藏

證治準繩云面上風癬初起瘖瘰或漸成細瘡時作痛痒發於春月名吹花癬

錢癬

出本艸綱目木槿條引王仲勉經驗方

荷錢癬瘡

同上巴豆條引部以正經驗方

苔癬瓦癬荷葉癬

見三因方○苔癬又出壽世保元

小兒胎癬

本艸綱目、雜蟲糞條、引聖惠方云、小兒頭生瘡、手爬處即延生、謂之胎癬、

奶癬。

外科正宗云、奶癬、兒在胎中、母食五辛、父食炙煿、遺熱與兒、生後頭面遍身發為奶癬、流脂成片、睡卧不安、搔痒不絕。○秘方集驗、作乳癬、

五般瘡癬。

見肘後方、附方中經驗方。○本艸綱目、韭條亦引經驗方。

五癖。

醫學入門云：五癖、濕頑風馬牛。又云：風癖即乾癖，馬癖。又曰：狗癖。○又明醫指掌圖云：癖亦有五：風癖、頑癖、濕癖、馬癖、牛癖。

杖癖。

見先醒齋筆記。

血癖。

出本艸綱目、煙膠附方、引積德堂方、

廣癬。

見證治準繩、亦名千層癬、

楊梅癬。

見丹臺玉案、○此二名與黴瘡混、尤過泛濫、勿用、

蟲癬。癬蟲。

出本艸綱目、絲瓜條、引攝生衆妙方、又水銀附方、引外臺秘要、癬蟲、

輕粉條、引陳藏器、又名醫別錄、有名未用、馬蓬條云、

牛癬　狗癬　刀癬

病源候論云俗云以盆器盛水飲牛用其餘水洗手面即生癬名牛癬其狀皮厚抓之鞕強而痒是也其裏亦生蟲狗癬俗云狗舐之水用洗手面即生癬其狀微白點綴相連亦微痒是也其裏亦生蟲刀癬俗云以磨刀水用洗手面而生癬名為刀癬其形無匡郭縱斜無定是也中亦生蟲

牛皮癬

出本草綱目、明醫雜著、引直指方。○又出魯府禁方。

牛皮風癬。

同上、木槿條引扶壽方；又黃牛肉附方引直指方。

牛皮頑癬

同上、雌黃條引直指方。

牛皮惡癬。

同上、輕粉條。

馬皮癬。狗皮癬。

外科正宗云馬皮癬微痒白點相連狗皮癬白斑相簇松皮頑癬類是也。

赤水玄珠云風癩松皮頑癬久不瘥

古連稱疥癬或謂疥與癬或混稱不分。

千金方千金翼方及外臺秘要所引廣濟方近效方劉涓子方等以下皆同○本出名醫别録斑猫條

或云疕疥或云疕癬互稱無别

疕疥出千金方疕癬出千金翼方

雖其同痒疾至相近似故連混無所別而其辨則如前所舉而不可亂也故重論及焉

録補鵞掌瘡

多著手掌足底輕者掌中見小白星微痒用爪搔破去之則皮也以似蟲蝕津所爲故俗稱裏蟲重者多生小瘡甚痒搔破流膿水皮拆裂太似鵝掌故稱鵝掌瘡或致久不愈足痛膿潰不可歩履如陳實功所謂是也

外科正宗云鵝掌風火熱血燥外受寒凉所凝致皮枯

槁。又或時瘡餘毒未盡，亦能致此。初起紫斑白點，久則皮膚枯燥，破裂不已。

但風字大不當，故今用瘡字。又如龔信云鵝掌癬頗佳，優於風字大遠矣。

古今醫鑑云：楊梅瘡已服輕粉愈後，手癬或手掌上皮退一層，又退一層，生生不絶者，名曰鵝掌癬。又萬病回春云：鵝掌風癬。

又如王肯堂云：千層癬、手心毒者，亦此類也。

證治準繩云輕則發癘癬亦名千層癬多生手心足底重疊不已

又云病穿掌貧子孟穿窩天蛇亦皆俗名愈出愈鄙陋竟是杜撰之濫名也

坐板瘡

本艸綱目胡麻條引筆峯雜興方云坐板瘡疥又秘方集驗云腎腸風坐板瘡八角刺瘡

眉癬　煉癬

本艸綱目旋覆花條引總微論云小兒眉毛眼睫因癬退不生○又卮子條引保幼大全云眉中煉癬○又云眉煉儒門事親云夫小兒在面曰眉煉又云夫小兒甜瘡久不瘥者俗呼曰香瘡是也多於面部兩耳前○又云煉眉本艸類纂必讀云煉眉即鍊銀瘡○又云煉眉瘡癬本艸綱目百藥煎附方引外科精義云小兒面湮瘡又名鍊銀瘡乃母受胎時食酸辣邪物所致○又云奨窩瘡本艸綱目肥皂莢附方引摘玄方云頭耳諸瘡眉癬奨窩瘡又牡鼠糞附方

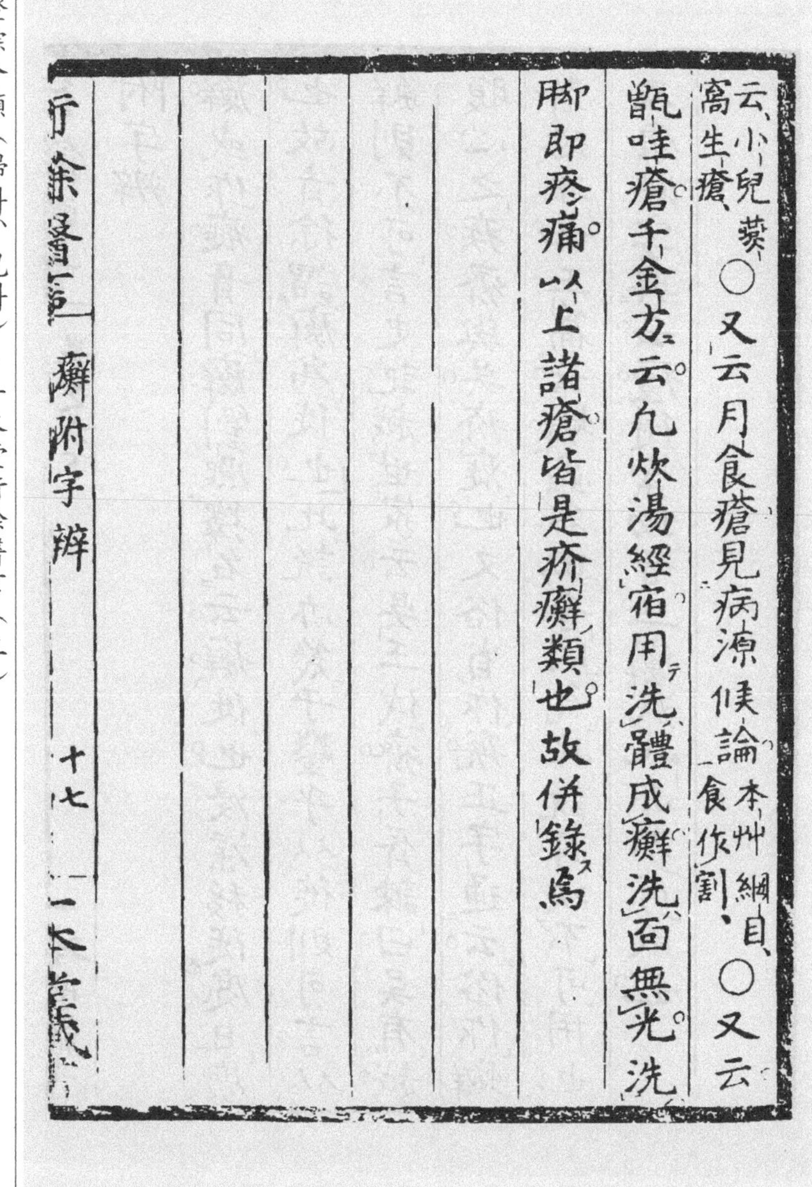

云小兒㶩。○又云月食瘡見病源候論本艸綱目。食作蝕。○又云腐生瘡

瓿哇瘡千金方云凡炊湯經宿用洗體成癬洗面無光洗

脚即疼痛以上諸瘡皆是疥癬類也故併錄焉

行餘醫言　癬附字辨　十七　一本堂藏

附字辨

癬或作⿸疒徙音同癬劉熙釋名云癬徙也浸淫移徙處日廣也故青徐謂癬為徙也此說亦幾乎鑿乎从徙則可言从鮮則不可言史記越世家云吳王伐齊子胥諫曰吳有越腹心之疾齊與吳疥⿸疒徙也又俗省作⿸疒先正字通云俗作⿰虫鮮者恐非也玉篇云⿰虫鮮蟲名由音同為此說耳決不可用也又康熙字典云⿸疒亶得案切音旦癬病此亦不可取也

臁瘡 音廉 離鹽切

臁瘡者謂脚脛生瘡多痒少痛搔破出血汁膿水淋漓經年不愈偶愈復發不可根治也或有乾燥皮厚皮肉紫黒者此證頑固數年不瘥陷成結毒者間有之若用外敷藥速愈方或浴冷泉如攝州多田冷泉是也求速効則陷成暴水脹而死若不急死滞成結毒與黴瘡結毒不異又俗用故油紙或故敗傘紙圍裹脛外此雖與敷輕粉藥大惡法異而亦不得不悪唯非在其始萠之時施法則不可治也已成頑

瘡者常食發物魚鳥辣茄類以排毒驅瘀活致新血擯出陳膿候勢差減而後浴發瘡溫泉如但州城﨑溫泉多日號新湯者是也長洗及四五回則自然可得瘀去毒拔終致全愈慎勿性急謂不能治而迷甘言貪速效以招大害也間有上及膝上內外腿者甚者下足趺至纖爛若夫胻瘡

千金方云有久癰餘瘡敗為深疽者在腨脛間喜生瘡中水惡露寒凍不瘥經年成骨疽亦名胻瘡深爛青黑四邊堅強中央膿血汁出百藥不瘥汁潰好肉處皆虛

腫○按古無膁瘡名此條雖有少異稱胕瘡者始于此也故舉載焉○又見何塡本艸類纂必讀

骭瘍

詩經巧言篇既微且尰朱傳骭瘍為微孔氏曰郭璞云骭脚脛也瘍瘡也膝脛之下有瘡腫是涉水所為

腰瘡

宋莊綽雞肋編云瘡發于足脛骨傍肉多難合北人謂之膁瘡南人呼為骭瘡其實一也

臁瘡○

見儒門事親

褌口風○

見魯府禁方

裙邊瘡○

見壽世保元又出秘方集驗

裙風褌口瘡○

見證治準繩云婦人名裙風褌口瘡

袴口瘡
出醫學入門
蛀脚臁瘡
見本艸綱目、馬齒莧條引海上方
血注脚瘡
同上木耳條引奇効良方
脚肚瘡
見醫學入門

脛瘡

同上馬齒莧發明又楓香脂條引神珍方云久近脛瘡

血風瘡○

外科正宗云血風瘡發則搔痒無度破流脂水日漸沿開年久紫黑堅硬又云風濕流注腿脚致生血風頑瘡紫黑瘙痒○又本艸綱目銀朱條引簡便方云血風臁瘡又萬方回春云血風瘡癬瘡蟲瘡及坐板瘡疥瘡等瘡

腎臟風

證治要訣云癩風因精未諦外爲風濕所襲從陰囊濕汗作痒起流注四肢手乂白色悉生瘡瘍俗謂之腎臟風按仁齋直指腎臟風瘙條云囊間濕痒謂之腎臟風世所共知也秘方集驗囊癢下云腎腸風癢痛景岳全書云凡腎囊濕痒抓破成瘡俗名腎上風也醫學入門云腎臟風瘡此非臊瘡亦非外腎風瘡乃腎虛有火血燥或思色精不出而内敗初起兩足時熱脚跟作痛多

於內脛或臁上痒極抓破成瘡久則能漸延腳失治延
及腿股遍身者有之觀以上所說則似非臁瘡而證治
準繩云兩臁如癬搔痒久則膿水淋漓或搔起白皮者
名腎臟風古今醫統云臁腿生瘡經久不愈類風癬名
腎臟風瘡名醫類案腎臟風瘡條云按腎風屬腎虛風
邪乘於臁脛以致皮肌如癬或漸延上腿久則延及遍
身外證則搔痒成瘡膿水淋漓眼目昏花內證則口燥
舌乾腰腳倦怠吐痰發熱盜汗肌瘦今審此元俗稱且

濫名雖致聒辨竟是臁脛之瘡而非他也何得非臁者
三因方舉癩風條云男子精血不調外為風冷所襲致
陰下濕痒搔之不已流注于脚悉生瘡瘍名曰癩風世
謂腎臟風者乃認癩為腎也癩屬宗筋系於肝胃陽明
養之陽明主肌肉循經流入四肢故使四肢生瘡正謂
之癩風非腎臟風也此元囊瘡故謂癩風雖使元是囊
瘡苟已流在脚脛如尋常所有臁瘡則此亦謂臁瘡不
為不可也且指陰囊濕痒謂腎臟風固大非也又指足

脛瘡爲腎臟風亦益謬矣要之濫名之所致誤之又誤有不須言者讀者宜擯此等之杜撰而可也

裙風瘡

本艸綱目頭垢條引簡便方云婦人足瘡經年不愈名裙風瘡

臚眼瘡

秘方集驗云臚眼瘡生脚脛骨週圍如臁瘡掾

迥老瘡

見醫林集要

爛腿瘡類

見景岳全書

鴈瘡以鴈來時則發鴈去時便瘥故稱鴈瘡究竟臁瘡之有發止者雖瘥時亦自止耳其實非長愈也發時其痒搔之延及腿胻或膿或乾皮厚作臼全與臁瘡一樣但以其有發止姑異名耳後有終年發不止者乃即臁瘡也巢元方始言之

病源候論云鴈瘡者其狀生於體上如濕癬瘑瘍多著四支乃遍身其瘡大而熱疼痛得此瘡者常在春秋二月八月鴈來時則發鴈去時便瘥故以爲名亦鴈過荊漢之域多有此病

後世又稱鴈瘡又謂春生者稱燕瘡

正字通引類篇云

漫喜多名華人之習弊故作種種浮華之稱却致拘名迷實之害

# 附字辨

膁字彙云脛膁康熙字典引集韻脛膁也蓋以脛似物莖之義脟可以行之義膁有廉稜之義自可解釋而無所不通而正字通云膁俗字舊註音廉脛膁泥此說似亦已甚矣宜從字彙字典爲脛義可也先醒齋筆記等作嫌非也康熙字典云音鎌廣韻⿸疒胡㾝病也集韻喉病也又音廉臁疾俱與膁不相干涉其誤可見也

行餘醫言　卷之六下　一本堂藏

瘻 即豆切 音漏

瘻即瘰癧也古書云瘻又稱瘰癧後世多不言瘻唯稱瘰癧但瘻者已潰之名而瘰癧者未潰之稱又呼其始小者爲結核雖同一疾所見異狀故稱謂隨別而究之其實則一也只有久近大小潰不潰之異耳夫瘻之爲病也頸邊始結核或左或右或左右俱生上及耳後下近缺盆前至頤後亘項按之粒粒可知其小者如大豆如銀杏大者如桃栗大小圓扁縱横不齊或二三或五六或十餘顆累累

相連壘歷歷可作數小時不腫大則必腫初無痛痒間有痛者又有久不起發經年無何異者及已腫大色紅赤又或痛或不痛已潰出稠膿或出黃汁淋漓多年久難收口或惡寒發熱或上下前後牽引拘急甚者上頰車耳前旁及腋下若出稠膿者可治唯出黃汁者極難治若膿汁多年出不休者後成勞瘵而死又有小兒十一二之時頸邊生一二小結核者後多成勞瘵已試十數人皆然可畏之甚也又有頰車耳前左右生硬腫經年月潰開細孔黃水

出不休者俗呼爲氣腫數年不愈後必至死元是癭中之一證必死不治之疾也間有開三四孔者即蟻癭也又觀近時世人所患之癭多是黴瘡結毒之所發漏也雖膿汁多漏不死故調治中竅能得全愈予常言今人之癭全是黴毒之發漏太類便毒故可謂頸便毒者非戲言也蓋頸之爲體猶兩山之間溪澗挾處亦與腹腿合縫之處彷彿近似又其所患自結核至發漏亦同所以謂彷彿便毒者不亦宜乎此吾門之所發明而世之所不知也故古之癭

多灸而令之瘻不灸以其徹毒發漏雖久出膿不至灸足以徹知也靈樞說鼠瘻瘰癧似未的切

寒熱篇云寒熱瘰癧在於頸腋者皆何氣使生曰此皆鼠瘻寒熱之毒氣也留於脉而不去者也曰去之奈何曰鼠瘻之本皆在於藏其末上出於頸腋之間其浮於脉中而未内著於肌肉而外為膿血者易去也曰去之奈何曰請從其本引其末可使衰去而絕其寒熱審按其道以予之徐往徐來以去之其小如麥者一刺知三

刺而已曰決其生死奈何曰反其目視之其中有赤脈上下貫童子見一脈一歲死見一脈半一歲半死見二脈二歲死見二脈半二歲半死見三脈三歲而死見赤脈不下貫瞳子可治也目中赤脈之說大可怪也令試看之未嘗有之所以為不的切也而其為瘻者此疾之本名取瘡已潰漏形如鼠穴塞一復穿一之義而瘰癧者狀腫核未潰累累相連歷歷可見之貌則明白無所惑也又邪氣藏府病形篇云肺脈微濇為鼠瘻在頸支

腋之間下不勝其上其應善瘦矣

素問曰鼠瘻寒熱還刺寒府寒府在附膝外解營（骨空論）

鼠瘻又出神農本艸（黄耆薇銜假蘇蛇含連翹夏枯草狼毒雄黄礜石殷孽牡蠣斑猫地膽等條）名醫別錄（磁石條云鼠瘻頸核又石膽特生礜石通草王瓜常山側子鼠尾草虎骨等）

病源候論千金方千金翼方外臺祕要及所引范汪方深師方救急方集驗方劉涓子方張子仁方備急方古今錄驗張文仲方以下皆同○千金方千金翼方並作鼠漏

瘰癧又出神農本艸鹿藿條、又連翹、假蘇兩條云鼠瘻瘰癧、夏枯草條云瘰癧鼠瘻、又鼠李條云瘰癧瘡、名醫別錄淫羊藿條病源候論千金方千金翼方外臺秘要及所引甲乙鍼經廣濟方肘後方范汪方文仲方集驗方劉涓子方救急方延年方經効方經心錄崔氏方以下皆同

又云馬刀俠癭。

經脉篇云腋下腫馬刀俠癭汗出振寒○甲乙經千金方並稱馬刀瘡○按壽世保元云形長如蛤者爲馬刀

又醫燈續焰云馬刀蛤蠣之屬癰形似之挾癭者發于結纓之處大迎之下頸側也二癰一在腋一在脛常相連絡故俗名歷串又張介賓曰馬刀瘰癧也俠癭挾頸之瘤屬也一曰結核連續者爲瘰癧形長如蜆蛤者爲馬刀又曰脇肋下者爲馬刀俱出經注類○辨曰馬刀蚌屬此貝較長似馬之刀故命名也今瘰癧形長似之故亦以馬刀呼之耳蓋蛤雖總稱而分之則有別凡長者曰蚌圓者曰蛤雖蚌蛤連稱此乃其辨也龔潘張三氏似

未的知馬刀，故致其解不明。又俠癭亦瘰癧之别名，而非贅瘤。按字彙、正字通、康熙字典俱云：俠，傍也，竝也。韻會舉要云：集韻或省作夾。書懷爲夾註：近也。韻會小補亦同。或胡頰切，音協；或古洽切，音甲。言瘰癧形如馬刀，竝傍近癭，故連稱馬刀俠癭也。

筋瘻脛腫。

經筋篇云：頸筋急，則爲筋瘻脛腫。

神農本艸以下，其名尤煩，如頸下核。

出海藻條又名醫別録玄參條云散頸下核又磁石條

云鼠瘻頸核

耳漏

同上見地榆條○又有疽瘻痔孔公孽條疥瘻痂瘍條、銀等

名俱不分明故不舉

蟻瘻

見名醫別録雉肉、鯪鯉甲條○千金翼方作蟻漏

馬刀爛瘡

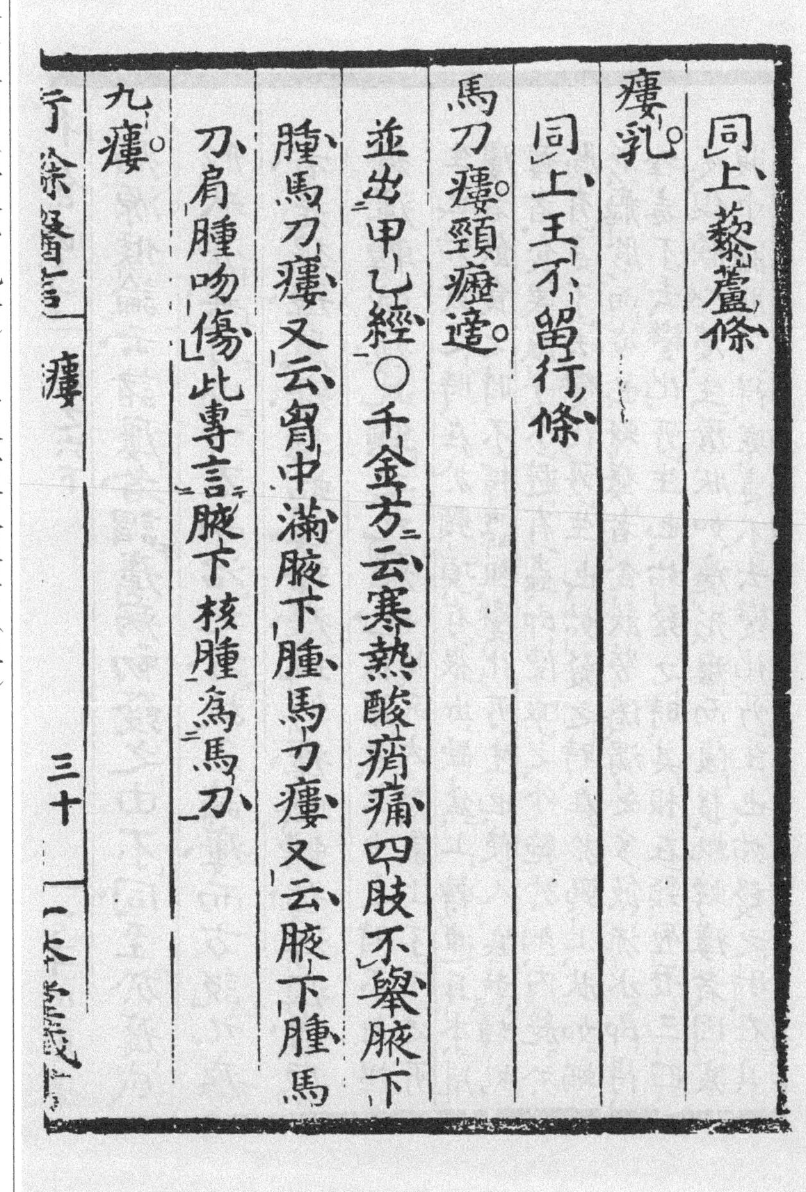

同上、藜蘆條

瘻乳。

同上王不留行條

馬刀瘻。頸癧適。

並出甲乙經○千金方云寒熱酸痟痛四肢不舉腋下腫馬刀瘻又云胷中滿腋下腫馬刀瘻又云腋下腫馬刀肩腫吻傷此專言腋下核腫為馬刀

九瘻。

病源候論云諸瘻者謂瘻病初發之由不同至於瘻成形狀亦異有以一方而治之者故名諸瘻而方說九瘻者是狼瘻鼠瘻螻蛄瘻蜂瘻蚍蜉瘻蠐螬瘻浮疽瘻瘰癧瘻轉脉瘻此頸之九瘻也狼瘻者年少之時不自謹愼或大怒氣上不下之所生也始發之時在於頸項有根出缺盆上轉連耳本鼠瘻者飲食之時不擇虫蟲蛆變化所生也使人寒熱螻蛄瘻者食果蓏子不避有蟲即使敦之外絶於經內絶於腸有毒不去變化所生也始發之時在於頸上狀如蝸形癮胗而出也蜂瘻者食飲勞倦渴之多飲流水即得蜂毒不去變化所生也始發之時其根在頸歷歷三四處俱腫以潰生瘡狀如癰形瘥而復移蚍蜉瘻者因寒腹中臚脹所得寒毒不去變化所生也始發之時在其

頸項、使人壯熱若傷寒、似疥癬、婁婁孔出、蠐螬瘻、恐懼愁憂、思慮哭泣不止、餘毒變化所生也、始發之時、在其頸項、無頭尾、如棗核、或移動皮中、使人寒熱心滿、浮疽瘻者、因恚結馳思、往反變化所生也、始發之時、在於頸、亦在掖下、如兩指、無頭尾、使人寒熱、欲嘔吐、瘰癧瘻者、因強力入水、坐濕地、或新沐浴、汗入頭中、流在頸上之所生也、始發之時、在其頸項、恒有膿、使人寒熱、轉脉瘻者、因飲酒大醉、夜臥不安、驚欲嘔、轉側失枕之所生也、始發之時、在其頸項、濯脉轉身如振、使人寒熱、復有三十六種瘻、方不可次第顯其名、而有蜣蜋、蚯蚓等諸瘻、非九瘻之名、此即應是三十六種瘻之數也、但瘻病之生、或因寒暑不調、故血氣壅結所作、或由飲食乖節、狼鼠之精、入於府藏、毒流經脉、變化而生、皆能使血脉結聚、寒熱相交、久則成膿而潰漏也、其生身體皮肉者、亦有始結腫、與石癰相似、所可異者、其腫之中、按之累累有數脉、喜發於頸邊、或兩邊俱起、便是瘻證也、亦

發兩腋下、及兩顳顬間、初作喜痛不熱、若失時治、即生寒熱也、又有蟻瘻、蠅瘻、鵰鳥

鶴瘻、尸瘻、風瘻、鞠瘻、蟯蜋瘻、骨疽瘻、蚯蚓瘻、花瘻、蠍瘻、

蚝瘻、腦瘻、癰瘻、瘷瘻、蟲瘻、石瘻、蛙瘻、蝦蟆瘻、蛇瘻、蠐螬

瘻、赤白瘻、内瘻、雀瘻、膿瘻、冷瘻、久瘻已上二十七名、合前九瘻、為三十六、

即三十六種瘻數也、鞠瘻又曰石鞠瘻○諸瘻病狀詳見本書文

多、故不盡載○千金方云、論曰夫九漏之為病者、寒熱

瘰癧在於頸腋者、何氣使生、此皆鼠瘻寒熱之毒氣也、

堤留於脉而不去者也、何謂九漏、一曰狼漏、二曰鼠漏

三曰螻蛄漏、四曰蜂漏、五曰蚍蜉漏、六曰蠐螬漏、七曰浮沮漏、八曰瘰癧漏、九曰轉脉漏、又有漏、冷瘻、風漏、蟻漏、蟯蜋瘻、蚯蚓瘻、蠍瘻、蝦蟆瘻、蛇瘻、蛙瘻、馬刀瘻、顛當瘻、雀瘻、膿瘻、石瘻。○外臺秘要所引集驗方有九種瘻目、同病源候論。又廣濟方、崔氏方並云瘻有九種、又引千金方皆作瘻。○醫學入門云、九漏、肝主狼漏、胃主鼠漏、大腸主螻蟈漏、脾主蜂漏、肺主蚍浮漏、心主蠐螬漏、膽主浮蛆漏、腎主瘰癧漏、小腸主轉筋漏。萬病回春等皆同。如是則五藏四府有漏、而膀胱何因不主漏乎、三焦何因不主漏乎。此皆由強事配當而然、其可笑可斥、無復過之者。又明醫指掌圖云、夫瘰癧之病者、即古所謂九漏也、形狀不一、生頸項者、曰瘰癧、生乳技者、曰馬刀、而亦作螻蟈漏、又作浮蛆漏、文字異同、或當〇名醫別錄、地榆、蝮蛇肉等條云、諸瘻、又鼷有一誤、鼠條云、諸瘻蝕惡瘡、消石條云、瘻蝕瘡、

瘻〇

見靈樞邪氣藏府病形篇、千金方、千金翼方、外臺秘要、及所引肘後方、廣濟方、集驗方、必効方、備急方、劉涓子方、崔氏方等同、千金方、千金翼方俱或作漏〇按名醫別錄、鼠布條云、瘻瘡、鰻鱺魚條云、瘡瘻、

漏　九漏

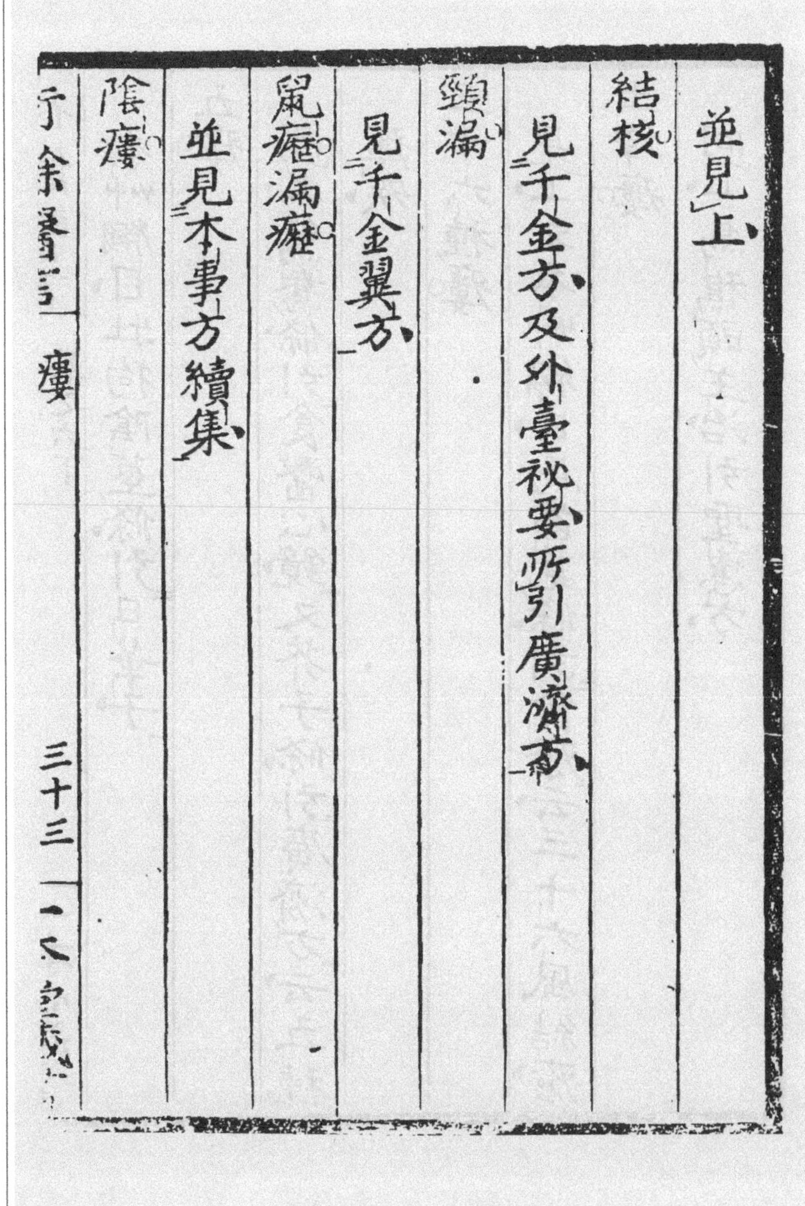

並見上

結核

見千金方及外臺秘要所引廣濟方

頸漏

見千金翼方

鼠瘻漏瘻

並見本事方續集

陰瘻

本艸綱目牡狗陰莖條引日華子

五癭○

同上鶩鵞條引食醫心鏡又芥子條引廣濟方云五種

癭疾

三十六種癭○

見上又本艸綱目馬齒莧條引食療云三十六風結癭

土蜂癭○

同上烏鴉頭主治引聖惠方

野雞瘻瘡

同上土撥鼠肉主治引陳藏器

蛇盤瘰癧

同上海藻條引危氏得效方云蛇盤瘰癧頭項交接者

又蕎麥條引阮氏方赤水玄珠云瘰癧生於頭項上交接名蛇盤癧

蟠蛇癧

醫學綱目云瘰癧多生肩項或赤或白或沈或浮初生

如豆久似核年月浸久其大如梅或如雞卵排行爲列

或生二三或生六七俗云蟠蛇癧是也　又見壽世保元

流注癧○

又云流注癧婦人多有之其性急躁其氣怫鬱其心執着初生在項破後膿注四肢遍體結毒如梅李狀不潦自破孔竅相穿寒熱疼痛或流膿汁是名流注癧也　又名千歲瘡

癧子瘡○

見丹溪心法附餘

單窠癧　蓮子癧　重臺癧　燕窠癧

醫學綱目云單窠癧者生一箇也發於頸項最難治蓮子癧一胞裏十數枚生於項之左右重臺癧生於項頸或左或右初則單窠結在上或在下重疊見之是名重臺癧燕窠癧形似燕窠不可治

瓜藤癧　惠袋癧　蜂窠癧

壽世保元云延及胷前連腋下者名曰瓜藤癧左耳根腫核者名曰惠袋癧右耳根腫核者名曰蜂窠癧○此

就左右改名者，尤杜撰之甚也。

風癧　熱癧　血癧　痰癧　氣癧　鼠殘癧

醫學入門云：風癧尖而小，熱癧焮腫赤色，又名血癧，痰癧推動滑軟，氣癧圓而動，又有鼠殘癧，大小不一。

錐銳癧

類經圖翼云：錐銳癧，右邊生起。

鱔漏

醫說云：有人脚肚上生一瘡，久遂成漏，凡經二年，百藥

不効自度必死一村人見之云此鱔漏耳以石灰二三升百沸湯泡薫洗如覺瘡痒即是也病者如其言用灰湯淋洗果痒竟用此洗不三兩次遂乾

馬老鼠瘡○

外科精義云瘰癧馬老鼠瘡

疽瘻

千金方云小兒疽瘻○此元出神農本艸孔公蘗條云

疽瘻痔已見上

鼠漏○蟻漏○螻蛄瘻○蜂瘻○蚍蜉瘻○蠐螬瘻○浮疽瘻○瘰癧瘻○轉脉瘻○狼瘻○蠅瘻○鵰鳥瘻○鶴瘻○尸瘻○風瘻○鞠瘻○蜣蜋瘻○骨疽瘻○蚯蚓瘻○花瘻○蠍瘻○蚝瘻○腦瘻○癰瘻○椒瘻○蟲瘻○石瘻○蛙瘻○蝦蟆瘻○蛇瘻○蝗蟷瘻○赤白瘻○內瘻○雀瘻○膿瘻○冷瘻○久瘻○石鞠瘻○狼漏○螻蛄漏○蜂漏○蚍蜉漏○蠐螬漏○浮沮漏○瘰癧漏○轉脉漏○風漏○顛當漏○螻蟈漏○浮蛆漏○轉筋漏○蜉蛆漏○歷串

以上皆見上、○風漏、蟻漏、又見千金翼方、蠍瘻、又見本艸綱目半夏條、引聖惠方云、蠍瘻五孔相通者、蜂漏、又

同上蠛蜋條引陳藏器

結風氣腫。

千金方云小兒無故寒熱強健如故而身體頸項結核瘰癧及心腹脅背裏有堅核不痛名爲結風氣腫又外臺祕要所引文仲方云惡肉惡核惡脉瘰癧風結腫氣

金顋瘡蝕究竟此亦瘻耳。

本艸綱目雞肶胵裏黃皮條引聖濟總錄云金蝢瘡蝕初生如米粟久則穿蝕蝢音腮

千食醫言　卷之六下　一才堂藏書

附字辨

瘻說文云頸腫也一言以蔽之矣但瘻即漏之義元是同音故孫思邈撰漏字云九漏鼠漏是也見千金方正字通云六音故瘻當作瘺瘺疾不止一處瘻瘤不差久則成瘺瘺即漏也說文屚屋穿水下也玉篇與漏同屋穿水入而自結核至膿潰總謂之瘻故說文之說盡之矣但以瘻漏音同瘻專漏義向所謂瘻已潰之名者爲是也又作瘺字彙云音漏瘺瘻亦作瘻正字通云亦通爲螻周禮馬黑脊而瘢

臂螻內則作扁乃扁疾此雖瘻與扁通同漏疾而於頸腫則不可通故不可用也瘰癧瘻之未潰之時結核兩三或五六累累相連重歷歷可作數故由其形狀謂之瘰癧向所謂瘰癧未潰之稱者可以見也瘰魯水切音壘癧即狄切音曆正字通云本作癳俗省作瘰又作癌字彙正字通俱云俗瘰字康熙字典云集韻癧病或作瘰又作𤼐字彙云同瘰康熙字典云廣韻同瘰正字通云瘰本字通作癳癳癌𤼐三字俱僻不易通不可用也

## 痔

痔之爲疾也其證多端或有肛門痛而瀉下血者或有止肛門痛者或有由大便秘結堅大燥屎出肛門破痛血出者或有止肛門腫痛者或有肛邊左右前後生鼠乳痛者或有肛邊腫核疼痛者或有肛邊乳腫如指頭大痛難忍後破出膿血者或有頻痒難堪者或有肛口痒而復痛者或有外面無何異肛内痛覺似腫雖裏急而大便不通苦痛發熱欲死者俗謂之内痔或有無痛下血數升者或有

乳腫破出膿水膿少黄汁多晝夜不止者或有肛之左右前後開穴黄汁常出不止者或有瘡孔至四五穴者此即痔漏也凡痔久不愈者皆成漏又有肛門出而不入者謂之脱肛脱肛即是痔中之一證而非别疾多由堅大燥糞難出强自努責而肛門遂脱出耳故小兒痢疾多致脱肛人以其皮腸未固柔輭易脱也凡一脱肛者遂成熟路每大便必出輕者推入之則收中者不得輙入百方纔得復本甚者脱肛腫大痛不得入不能坐唯側卧待愈用藥加治

而後得水出腫消纔納原穴至重者脱肛腫大終不復納坐立俱不能只側臥以俟腫消而已腫消而後強推入纔可以納腸中形狀萬變不可縷舉究其所因皆是由飽食過飲之所爲耳或饕餮厚味多啖糖果或沈酒醇酎常帶酒氣或好喫炙煿焦香之物其食飲眞秀精純之氣潤養周身之外大過有餘直下腸中其勢壯強席卷長驅衝突肛門外出成痔腫痛瀉血也故痔元盛候有餘之氣自內推出而然也猶食飲有餘之氣上逆成喘哮也故痔與哮

俱是穀氣有餘之疾但有上逆下衝之異耳由其且痛苦且瀉血為虛不足者固多有之雖然以其有餘之疾故雖疾甚而不死者多又有虛弱之人患此疾者此亦同因蓋以虛弱之人常食當減少以為遼而常食與平人之食同則在常人則非過而在虛弱之人則既已過矣且其所減以為遼者亦謂已過矣況與常人之食齊乎所以有有餘之氣下墜成痔也後世觀由其瀉血膿水致虛不足乃謂此疾屬虛如薛己以下明醫皆然皆由不知本因也又由努責脫出

肛門即是自內推出之勢強可以見也如小兒痢疾婦人產後與痢疾裏急是也若飽暖小兒雖非痢疾亦脱肛此由過愛多食也又非痢疾裏急與婦人產後而脱肛者此非努責而然即是向所謂有餘之穀氣旦夕下衝自內推出而然亦可以見也素問已論因飽食可據取也但其説不十分明切耳其他靈素唯稱痔者不過四五條

素問云因而飽食筋脉横解腸澼為痔生氣通天論

又云其女子不孕癃痔遺溺嗌乾骨空論

又云、痱疹瘡瘍、癰疽痤痔、又云、痔瘻發、至眞要大論、

靈樞云、腎脉微濇爲不月沈痔、邪氣藏府病形篇、

又云、膀胱是主筋所生病者、痔瘧狂癲疾、經脉篇、

又云寒熱痔、熱病體重、腸中熱、熱病篇、

五痔之名、始出神農本草、猶未列其目、

見神農本草、黄耆、槐實、桐皮、龜甲、蝟皮、蠡魚、文蛤、豚懸蹄等條、○又見名醫別錄、榧實、鰻鱺魚、蜜陀僧等條、

或云疽痔

同上，五色石脂、雄黃、石硫黃、扁蓄、敗醬、蛇含、漏蘆等條。○又見名醫別錄蒜根、

瘻痔

同上，孔公孽條。

𤻲痔

同上，牙子條。

痔

同上，蘗木、露蜂房、蛇蛻等條。

痔核

同上、鼈甲條、

痔蟲

同上、石灰條云、殺痔蟲、又見名醫別錄、茨肉條、

痔蝕

見名醫別錄、青葙子條、

脫肛

其名漸多。

見神農本艸、蛞蝓、條、○又見名醫別錄、卷柏、蝸牛、生鐵等條、

又巢元方雖備五品。以諸痔稱之。至孫思邈仝從[illegible]、

稱五痔舉之後世多祖據焉王燾又引深師集驗崔氏等五痔泛濫之弊之所來不獨後世爲然也

病源候論云諸痔者謂牡痔牝痔脉痔腸痔血痔也牡痔肛邊生鼠乳出在外者時時出膿血者是也牝痔肛邊腫生瘡而出血者牝痔也脉痔肛邊生瘡痒而復痛出血者脉痔也腸痔肛邊腫核痛發寒熱而血出者腸痔也血痔因便而清血隨出者血痔也又有酒痔肛邊生瘡亦有血出又有氣痔大便難而血出肛亦出外良

久不肎入諸痔皆由傷風房室不愼醉飽合陰陽致勞擾血氣而經脉流溢滲漏腸閒衝發下部有一方而治之者名爲諸痔非爲諸病共成一痔痔久不瘥變爲瘻也

千金方云論曰夫五痔者一曰牡痔二曰牝痔三曰脉痔四曰腸痔五曰血痔牡痔者肛邊如鼠乳時時潰膿血出牝痔者肛腫痛生瘡脉痔者肛邊有瘡癢痛腸痔者肛邊核痛發寒熱血痔者大便清血隨大便汙衣

五痔、有氣痔、寒溫勞濕即發、牡痔、生肉如鼠乳在孔中、頗出見外、妨於更衣、牝痔、集驗作酒痔、從孔中起、外腫五六日自潰出膿血、腸痔、更衣挺出、久乃縮、脉痔、更衣出清血、又云、槐子圓治燥濕痔、痔有雌雄、皆主之、○千金翼方立腸痔門、載五痔下血等、又論曰、凡人大便有血、即是痔病、勿得慢之、慎乾棗、油膩、豬魚、夫患痔在身、所服名藥、皆不得力、徒棄功夫、一無所益、欲服餌者、當斷之、乃可服也、外臺秘要所引深師療五痔數年不差槐子丸主燥濕痔痔有雌雄為病苦暴有乾燥腫痛者有崩血無數者有鼠乳附核者有腸中煩癢者三五年皆殺人忌飲酒及作勞色犯之即發（千金翼同）又集驗療五痔有氣痔溫寒濕勞即發牡痔生肉如鼠乳在孔中頗見外妨於更衣牝痔從孔中起外腫五六日自潰出膿血腸痔更衣挺出久乃縮脉痔更衣出清血（千金文仲同）刪繁又崔氏論曰凡痔病有五若肛邊生肉如鼠乳出孔外時時膿血出皆

名牡痔也若肛邊腫痛生瘡者名酒痔也若肛邊有核痛及寒熱者名腸痔也若大便輒清血出者名血痔也若大便難肛良久肎入者名氣痔也此皆坐中寒濕或房室失節或醉飽過度所得當時不爲患久久不差終能困人肘後集驗同其他廣濟方小品方刪繁方必効方等同稱五痔

惠民局和劑方云五腫腸風瀉血糞前有血名外痔糞後有血名內痔大腸不收名脫肛穀道四面努肉如妳

名舉痔、頭上有孔名瘻、一本、瘻下有瘡內有蟲名蟲痔七字。○王璆百一選方亦同。但云、穀道四邊有努肉、如乳頭、名鼠妳痔。有穴腸出血、名漏。

本事方續集云、大凡五痔、皆因虛憊恣食五辛五味雞魚、而成熱毒、壅入大腸、津液不通、氣血凝滯、久坐久忍不糞、水冷入河水、洗酒後行房、及暑月行路、坐諸熱地又毅坐冷、種種能成斯病。一者肛腸生肉、腎痔鼠妳、或似櫻桃、或大豆、時時出血、又如出膿、名曰鼠妳痔。二者、

肛邊大乳痛腫無膿血名酒痔飲酒便發三者肛邊努
核疼痛難忍糞則有血或因憂愁思慮冷熱不調無時
而發名曰氣痔或大便澁難氣結不通下血面黃食少
無味名曰口痔四者大便後下諸膿血更加痛澁肛腸
努出名曰脫肛痔五者氣攻兩腎腧大便不通糞血色
下赤黑毒熱不消肛門濕癢一似蟲行名曰風熱內痔
陳言三因方云經云腸澼爲痔如大澤中有小山突出
爲峙人於九竅中凡有小肉突出者皆曰痔不特於肛

門邊生亦有鼻痔眼痔牙痔等肛門中證狀不一方書分出五種曰牡曰牝曰脉曰腸曰氣牡痔者肛邊腫痛突出一枚五六日後潰出膿血自愈牝痔者肛邊發瘤數箇如鼠乳狀脉痔者无頭脉中迸小竅注下清血腸痔者生在腸內更衣時非挼搦不入氣痔者遇憂怒則發肛門腫疼氣散則愈治之之法切勿用生砒毒氣入腹反至奄忽迭見貴人遭此痛不忍言因書以戒後學

（一）後世稱五痔者或以牡牝脉腸氣（萬病回春）或以牡酒腸

血氣韓保昇云舉皆就病源千金及局方本事中牡牝脉膽血氣酒乳之目易一二來充其數耳不足論也

凡如牡痔牝痔脉痔氣痔血痔酒痔燥濕痔舉痔鼠嫁痔瘻漏口痔脱肛痔風熱内痔

已見上

及外痔内痔

外臺秘要云許仁則曰此病有内痔有外痔内但便即有血外有異外痔下部有孔每出血從孔中出内痔每

便即有血、下血甚者、下血擊地成孔、出血過多、身體無

復血色、有痛者、有不痛者、内痔、外痔、已見上、〇千金方、亦有外痔、

腸痔、已見上、又見外臺秘要、所引肘後方、刪繁方、備急方、張文仲方、崔氏方、古今録驗云、肛出下血、如雞肝、此腸痔、脫肛、已見上、又見病源候論、千金方、千金翼方、外臺秘要、及所引肘後方、范汪方、刪繁方、集驗方、小品方、備急方等、

蟲痔

仁齋直指云、臟腑本虛、外傷風濕、内蘊熱毒、醉飽交接、

多慾自戕、以故氣血下墜、結聚肛門、宿滯不散、而衝突

爲痔也諸痔出血肛門間別有小竅下如血線不與便物共道痔久不愈必至穿穴瘡口不合漏無已時此則變而爲瘻矣前乎治法之外抑猶有說焉腸風臟毒之與痔瘻同出而異名也歲積月累淫蝕腸頭濕爛可畏此果何物致然哉虫是也其間執剝又當爲之化蟲不然古書何以謂之蟲痔○按本艸綱目雞肉條引陶弘景曰同生葱食成蟲痔未見本書不知然否而據神農本艸名醫別錄俱有痔蟲字則知蟲痔之稱亦當古矣

故併記以備考○又見本事方又見本艸綱目檳榔條

熱痔○

同上

肉痔、○

見本事方續集又見本艸綱目鱓魚條引便民食療

糞花漏○合官漏○滘珠漏○縈漏○腸風

同上

食痔羊妳痔○

出醫壘元戎

腸風痔　雌雄痔

見外科精義又見錦囊秘錄

濺血痔

見奚囊便方

簞漏

熊宗立醫書大全云又有無痔者肛門左右別有一竅流出膿血名為簞漏

反花痔
見病機沙篆、又作翻花、明醫指掌圖、醫學正傳、古今醫鑑等皆同、

風痔
見本艸綱目、白僵蠶條、引勝金方云、腫痛發歇不定者是也、

鼠痔
同上、穿山甲條、引直指方、又見蜘蛛絲條、

野雞痔
醫學綱目云、野雞痔下血腸風、

外野雞痔〇野雞內痔〇五野雞病〇

本艸綱目、烏爛死蠶條ニ引陳藏器云外野雞痔又獼猴桃實條ニ引陳藏器云野雞內痔病、又鰕條ニ引孟詵云五野雞病又綿條同〇 按仁齋直指腸風門云大人小兒大便下血日久多食易飢腹不痛裏不急名曰野雞

雞冠痔〇

同上、黃連條、引斗門方、又見醫學正傳古今醫鑑等、

久痔、

見證治準繩

螻蛄痔

見古今醫鑑

牛奶痔

出秘方集驗

七痔

明醫指掌圖云古人有七痔之目牡痔者發露肉珠狀

如鼠乳時時滲漬膿血牝痔者肛邊生瘡腫痛出血其

頭反陷入脉痔者腸口頻頻發癰且疼且痒出血淋瀝

腸痔者腸內結核有血寒熱往來登圊脫肛血痔者每遇大便清血隨下不止蟲痔者肛門浸淫濕爛內有蟯蟲蝕其腸爲瘡氣痔者大便難強力努之則肛出不收

○按古人未有七痔之目雖巢氏於五痔之外舉氣痔酒痔而未嘗稱七痔孫氏以下亦然此以蟲易酒亦好出新奇誇多名之所爲耳未又以瘰癧瘻與痔瘻混訛謬莫甚爲

二十四種痔

古今醫鑑云古方分為二十四種名狀不同究其所因亦不過久嗜辛熱炙煿新酒及房慾憂患蘊積熱毒憤鬱之氣所成也或藏於肛門之內或突出肛門之外大如雞冠蓮花核桃之狀小如牛奶雞心櫻桃之形云云而舉二十四證痔歌曰痔證分三八憑君仔細看莫交年月久見者膽心寒菱角看形怪蓮花不可觀穿腸分鼠乳酒色兩相干莫聽翻花怨蜂窠亦不寬雌雄同氣

血子母及腸盤玄珠尤可怪勾腸痛若鑽核桃與流氣見者便心酸栗子於中大雞心在外安珊瑚形可惡那便脱肛雞內痔紅不出搭腸裏內盤垂珠更難治日久有雞冠切莫輕刀火令君性命殘用功無半月去病更除根

菱角痔。穿腸痔。蜂窠痔。子母痔。腸盤痔。玄珠痔。勾腸痔。核桃痔。粟子痔。珊瑚痔。搭腸痔。垂珠痔。雞心痔。蓮花痔。色痔

見上。醫學正傳云其為變見名狀種種不同曰牛奶

曰鼠妳曰雞心曰雞冠曰蓮花曰翻花曰蜂窠曰穿腸

曰外痔○古今醫統作蜂窩

痔癢

見外臺秘要所引廣濟方本艸綱目蠶紙條引奚囊備急方作痔癢

痔漏

見千金方

腸漏

見醫學綱目又出明醫指掌圖

三十年痔

見外臺秘要所引古今録驗又云五痔十年又千金方云五痔十年又外臺秘要引千金云五痔五十年不差今考千金方有十年無五十年千金翼方亦作十年

歴年脱肛

同上引集驗方千金方

截腸病

醫學綱目云大腸頭出痛苦乾又落落又出名截腸病

腸盡則弛○究竟此亦脱肛也

運氣痔

證治準繩云運氣痔發皆屬寒

酒毒腸風下血○

出百一選方

温毒下血等○

古今醫統云便後下血腹不痛名温毒下血

及謂是濕熱風燥四氣所合○

蘭室秘藏云、受病者燥氣也、為病者胃濕也、胃刑大腸則化燥火、以乘燥熱之實、勝風附熱而來、是濕熱風燥四氣而合、

或謂木乘火勢而侮金。

同上云、飽食行房、恐泄前陰之氣、歸於大腸、木乘火勢而侮燥金、

或謂痔屬肝脾腎三經。

薛巳云、

其他亦皆肺大腸表裏合邪之說

劉完素張元素以下至明諸醫流皆同

若非煩眩濫名必是生剋配當鑿空之妄談無要領無明瑩遂增後世無見識者之迷惑終啓冥搜妄投之端何可不歎乎又有腸風臟毒之稱按自唐以前未見其名蓋在宋以後歟或云腸風痔病劉完素或云腸風下血張杲、王璆或云臟毒下血張杲或云腸風瀉血痔漏臟毒許叔微、或云腸風臟毒與痔瘻同出異名楊士瀛、或云腸風臟毒嚴用和

疾陳言、或云血清爲腸風、血濁爲臟毒、許叔微、楊士瀛、以上諸說

紛紛不歸一定、蓋謂腸風者、言腸中受風邪遂成下血也、

臟毒者、言臟腸蘊毒遂成瀉血也、素是俗稱、無深義、究竟

痔疾下血之異名耳、今皆畧書以備考證、

玄明論云、夫腸風痔病者、所發手太陰手陽明經、以應

動脉、謂肺與大腸爲表裏、主爲傳道、以行糟粕、腸風痔

病有五種、其證亦異、痔門痔瘻總論、

醫說云、痔腸風臟毒、一體病也、極難得藥、亦緣所以致

疾不同雖良藥若非對病固難一槩取效常人酒色飲食不節臟腑下血是謂風毒若釋子輩患此多應能食久座體氣不舒而得之乃脾毒也○又云予外兄劉向爲嚴椽子過之留飲訝其瘦瘠問之荅曰去歲臟毒作凡半月自分必死得一藥服之至今無苦問何藥不肯言再三扣始言只這草子上有之乃是乾柿燒灰飲下二錢本艸曰柹治腸澼解熱毒消宿血有病者宜求之素問腸澼爲痔 泊宅編○又云人患腸風下血者何也

人腸皆有脂裹之厚則腸實而安腸中本無血血絲風或有熱以消其脂腸遂薄滲入身中血初患者必服冷藥而愈服之過當則腸寒而脂愈不生其血必再作凡熱者其血鮮冷者其血青黑醫餘○又云臟毒下血

洛陽一女子年四十六七耽飲無度多食魚蟹攝理之方蔑如也後以飲啖過常蓄毒在臟日夜二三十度大便與膿血雜下大腸連肛門痛不堪任醫以止血瀉藥不効又以腸風藥則益甚蓋腸風則有血而無膿凡如

此已半年餘氣血漸弱食漸減肌肉漸瘦稍服熱藥則腹愈痛血愈下服稍涼藥則泄注氣羸粥愈減服溫平藥則病不知將朞歲醫告術窮垂命待盡或有人教服人參散病家亦不敢主當謾與服之才一服知二服減三服膿血皆定自此不十服其疾遂愈後問其方云樗根白皮人參各一兩為末二錢匕空心溫酒調不飲酒以溫米飲代衍義風痔疾門○腸其謂風毒脾毒亦濫也且謂腸中無血者見死腸故也人身何所不有血此由不知加

之炁以為神氣也又人參散治女病亦可謂惑矣
本事方云頃年有一人下血幾盈盆頓爾疲苶諸藥皆
不效予曰此正腸風令服玉屑圓三服止予苦此疾三
十年蓄下血藥方近五十餘品其間或驗或否或始驗
而久不應者或初不驗棄之再服有驗者未易立談大
抵此疾品類不同對病則易愈如下清血色鮮者腸風
也血濁而色黯者臟毒也肛門射如血線者蟲痔也腸
風瀉血 痔漏臟毒門

仁齋直指云腸胃不虛邪氣無從而入人唯坐卧風濕醉飽房勞生冷停寒酒麪積熱以致榮血失道滲入大腸此腸風臟毒之所由作也挾熱下血清而色鮮腹中有痛挾冷下血濁而色黯腹内畧痛清則為腸風濁則為臟毒有先便而後血者其來也遠有先血而後便者其來也近世俗糞前糞後之説非也抑猶有説焉腸風之與蟲痔特介乎毫芒之間腸風之血自腸中來蟲痔之血肛門邊傍别一小竅射如血線是也蓋其肛門[illegible]

脱、腐血浸淫於其間則俱化爲蟲蠹蝕腸、口滴血淋、自此又不能約而收之矣、腸風門、腸風論、○或云、腸風下血、腸風五痔、腸風臟毒、久不止、腸風痔瘻、腸風瀉血、脱肛、腸風臟毒痔瘻、腸風血痔臟毒下血、傷酒臟毒、其稱不一、又云、腸風臟毒之與痔瘻同出而異名也、歳積月累、淫蝕腸頭濕爛可畏、此果何物致然哉、蟲是也、其間孰劇、又當爲之化蟲、不然古書何以謂之蟲痔、諸痔門、

三因方云、夫有五痔、人、奏圊則下血、或點滴、或洴箭、或清或濁、面黄唇白、心忪脚弱、頭目眩暈、此因飽食坐久

衎餘醫書　卷之六下　　一本堂藏書

腸澼以爲亦有飲酒房室過度以致世醫多指此爲腸風臟毒然腸風臟毒自屬滯下門臟毒即是藏中積毒腸風即是邪入藏純下清血謂之風利今五痔下血是酒痔脉痔其血自肛門邊別有一竅如針孔大澁淋而下與洩物不共道不可不知辨腸風論○其門有脉痔下血酒痔下血五痔下血久年腸痔下血治方若爲腸風臟毒屬滯下門則何以此門載治五痔腸痔等方乎矛盾特甚

證治要訣腸風臟毒門附痔漏云血清而色鮮者

風濁而黯者爲臟毒，或在糞前，或在糞後，此乃因登圊糞中有血，却與瀉血不同。臟毒者，蘊積毒氣，久而始見。腸風者，邪氣外入，隨感隨見。此三因方五痔、臟毒、腸風辨之甚詳。臟毒、腸風之血，出於腸臟間；五痔之血，出於糞門蝕孔處，治各不同。無擇翁爲達湯治脉痔，外無形而所下血一線如箭，或點滴不能已，此由脉竅中來也。又云痔漏證狀頗多，自屬外科，不復繁引。既血自內出，不可全仗外傳。

古今醫統云腸風下血乃痔漏之源大便下血先哲有糞前糞後遠近之説此一端也大抵此則大腸已受濕熱之傷而但未形於外也此其所以為内痔者是也人不知覺悉謂腸風復齋論深得病情可謂詳切著明矣明醫指掌圖云挾熱下血暴發者則血色清鮮腹中有痛若挾寒而下血兼積久者則血色凝濁而色黯腹内微痛故暴病則為腸風蓋腸風者邪從外入隨感而隨見是也積久始發濁者為臟毒蓋臟毒者久積其毒而

始發是也有先血後便者其血來也近先便後血者其血來也遠俗謂糞前糞後非也
其他若證治準繩景岳全書證治大還錦囊祕錄醫通皆是依樣胡蘆無甚發明不暇一一舉載
或以痔脱肛與腸風臟毒爲二門
三因方
或以痔漏與脱肛爲二門
萬病回春

或以痔漏脱肛腸風臓毒爲三門。

仁齋直指以下、醫書大全、明醫指掌圖、錦囊秘録等同。

或以脱肛屬痢中。痔屬外科。

證治要訣

以上諸説。總皆由不知脱肛即痔中之一證。腸風臓毒即痔血之俗稱。故致費辨強解。胥胥爲爲鑿空之贅言。亦皆以不曉知諸患證狀雖多。終歸一因一病之綱要也。

附字辨

痔說文後病也正字通康熙字典並引增韻隱瘡也韻會舉要、韻會小補俱作隱創說文爲穩釋名云痔食也蟲食之也此說不可從也陳言曰痔如大澤中有小山突出爲峙人於九竅中凡有小肉突出者皆曰痔不特於肛門邊生亦有鼻痔眼痔牙痔等見三因方此或一說也蓋峙山屹立貌字彙、正字通、康熙字典皆同、又山獨立貌韻會舉要即像乳腫突出謂从痔省之意也又正字通云同文舉要別作痔篇海作痔竝非按詩小渚也康熙字典云唐韻集韻並直里切音雉水中高土此亦似

痔字辨　六十一　一本堂藏版

爲但不可用僻字耳脫肛謂肛門脫出也而有用疘字者大非也玉篇云疘下病也字彙以下云脫疘下部病正字通康熙字典俱同若以疘爲脫肛病字則當單用疘一字足矣何可更加脫字乎而今謂脫疘則似謂疘病脫去也其爲剩字背義何有甚焉者哉字學者已如此醫人不知疘非肛門之肛宜乎盧和於脫疘下云俗作肛非也丹溪纂要其以不學無術反爲妄作聱說雖不足深責亦多見其不知量也此由全不曉文字也

一本堂行餘醫言卷之六下畢